세상에서 가장 빠르고 확실한

비염 치료의 혁명

세상에서 가장 빠르고 확실한

비염 치료의 혁명

라경찬 지음

bookin

▣ 서문

비염은 난치성 질환이 아니다

비염은 발병 원인도 다양하고 초기에 치료를 제대로 못하면 만성화되어 치료가 어려워질 뿐만 아니라, 사회적 경제적 손실이 만만치 않은 질환으로 알려져 있다. 많은 의료기관에서 비염 치료를 특화시키거나 전문화해서 치료에 임하고 있지만 여전히 환자들은 병의원이나 한의원을 전전하며 치료에 어려움을 겪고 있다.

2013년도 건강보험심사평가원의 통계에 의하면 비염으로 진료를 받거나 치료 중인 환자가 600만 명이 넘어선 것으로 보고되고 있으며, 발병 비율도 2007년도의 8.5%를 시작으로 해마다 증가하여 이제는 전체 인구의 약 15% 정도가 비염 환자로 보고될 만큼 흔한 질환이 되었다. 그 만큼 치료가 어렵다 보니 각종 건강식품이나 치료보조제도 시중에 넘쳐나면서 치료에 목마른 환자들을 현혹하는 경우도 흔하게 볼 수 있지만, 치료에 혼선만 더할 뿐이다.

비염이 치료되지 않는 이유는 비염의 원인을 정확하게 파악하지 못해서이다. 바이러스나 세균에 감염된 진짜 염증에 의한 비염은 소염제로 쉽게 낫지만 불행히도 대부분의 비염의 원인은 바이러스나 세균 감염이 원인이 아닌 여러 가지 복합적인 원인에 의해 발병하는 것이 대부분이다. 그러므로 소염제나 항바이러스제를 처방했다고 해도 쉽게 낫지 않거나 증상이 일시적으로 잠복할 뿐 자신의 주변 환경이나 체질적인 또는 다양한 매개인자들을 활성화시키는 자신 스스로의 소인에 의해 재발하거나 낫지 않고 만성화되는 경과를 밟게 되는 것이다.

예로부터 한의학에서는 코를 외기를 받아들이는 폐의 전초기지로 인식을 하였다. 그리하여 폐기가 약해지거나 외부로부터 전해진 사기의 침범으로 약해진 폐기를 도와주어야 비염이 낫는다는 이론적 근거를 토대로 보폐(補肺)와 윤폐(潤肺)의 치료법을 적용하여 왔다. 하지만 실제로 폐를 튼튼하게 하면 비염이 나을 것인가? 물론 기본적인 치료는 가능하겠지만 보강된 치료법이 필요하다.

코는 폐의 필터 역할을 한다. 찬 공기가 들어오면 즉각 점막을 부풀려서 1차 차단을 하고 비강을 부풀리면서 열을 내서 최고 50~60도까지 올려

항상 일정한 온도(30~32도)를 유지해준다. 또 비강 점막은 하루 1.8리터의 수분을 배출하여 비강, 인후 그리고 기관지까지 60~70%의 습도를 유지해준다. 건조한 계절에 폐렴주의보가 내려지는 것은 누구나가 아는 상식이다. 코가 정상적인 습도 조절을 해준다면 폐렴에 걸려도 빨리 나을 수 있을 것이다.

항온항습 작용을 하는 비강에 문제가 생기면 기관지가 과민해지고 기관지가 과민해지면 천식으로 발전하게 된다. 비염 환자의 50% 이상이 천식에 걸리거나 걸릴 가능성이 높다고 한다. 필터 역할을 하는 코가 문제가 생겨서 폐에 문제가 생길 수 있는 것이지 폐에 문제가 생겼다고 필터가 더러워지는 것은 아니다. 공기정화기의 필터가 더러워지면 정화 기능에 문제가 생기므로 필터를 자주 청소해주어야 한다. 즉, 코의 문제가 폐에까지 영향을 미치는 것이지 폐를 튼튼하게 해야 코가 낫는 것은 아니라는 말이다.

비염 치료의 오랜 임상 경험을 통해 자체 개발한 발포요법과 냉구요법으로 코를 따뜻하고 촉촉하게 해서 비강 점막이 원래의 모습으로 건강한 상태를 유지하게 되면 재발이 거의 없이 건강한 코를 유지할 수 있다는 걸 자신하게 되었다. 발병의 원인과 진단 그리고 그에 따른 정확한 치료 방법의 제시는 아무리 어려운 난치성 비염이라도 충분히 호전될 수 있다고 확신한다. 이 책에서는 이와 관련한 내 오랜 임상 경험을 통한 비염의 치료 방법에 대해서 구체적으로 증명해 보이는 데에 주력하였다. 따라서 비염으로 고생하거나 염려가 되시는 분들에게 이 책이 큰 도움이 되기를 희망한다.

2014년 5월 1일, 햇살 눈부신 오전에

한의학박사 라경찬

■ 추천사

30여 년의 임상 노하우를 한 권 책으로 담다

비염은 쉽게 낫기보다는 대부분 만성적인 경과를 밟으면서 개개인의 신체적 조건이나 주변 환경 및 생활과 직업적 특성 등 다양한 원인으로 완쾌되는 듯하다가도 재발을 반복하게 되는 골치 아픈 질환 중 하나이다. 라경찬 원장은 내가 동국대학교에서 첫 강의를 시작할 무렵 한의학에 대한 고민과 비전을 찾아 방황하던 본과 3학년 학생 중 하나였다. 당시 처음으로 그 학년의 강의를 맡으면서 정말 혼신의 노력과 열정을 갖고 강의와 학생지도로 날을 지새울 때라 연구실은 항상 찾아오는 학생들로 북적되기 일쑤였다. 그때 만났던 학생들 하나하나에 대한 기억이 아련한 추억으로 남아 있기도 하다.

이젠 임상가에서 각자 할 일을 맡아 역할을 충실히 하는 임상의로서 또한 교수로서 각자의 길을 가고 있지만 라경찬 원장의 학창 시절의 열정은 지금도 기억에 새롭다. 그 열정이 졸업 후 약 30여 년을 임상의로서 특정 질환에 대한 집념어린 진료와 그 경험들이 어우러져 이번에 이 책으로 세상에 빛을 보게 된 것이 아닌가 하는 생각을 해본다.

원인을 알면 치료는 쉬울 수 있다는 것을 강조하는 것을 보면 일단 치료를 하면서 경과 관찰을 시도하는 대부분의 질환 치료 과정을 보건대, 원인에 대한 고찰부터 확실히 함으로써 병 치료를 접근하는 방법이 대부분 연역적 치료가 관건인 한의학적 치료 방식과는 다르게 제법 귀납적이라고 할 수 있겠다. 또한 대부분의 질환에 대한 접근 방식이 국소적인 접근보다는 종합적 원인 규명을 통해 근본 장기의 문제점을 파악하고 그 질환을 치료하기 위해 근본 장기나 경락학적 접근을 시도하는 방식과도 매우 차별화되는 방식을 제공하고 있다.

비염은 코의 문제이니 다른 원인보다는 코 자체의 기능과 조건을 개선해야 한다는 저자의 주장 또한 역설적이긴 하나, 어쩌면 재발을 방지하는 확실한 방법일 수도 있겠다. 길고 짧은 것은 재보아야 알 수 있다는 맹자의 한 구절처럼, 치료는 해보아야 한다. 결과는 치료에 임하는 의사의 자세와 치료를 받는 환자의 성의 그리고 시간이다.

30여 년의 임상 경험의 노하우를 한 권의 책으로 담아낸 라경찬 원장의 저서에 대해 추천의 글을 과감히 써주는 것도 라 원장의 성실함과 집념에 대한 믿음이 있기 때문이다. 환자 진료에 열정적으로 임하면서 시간을 쪼개 자신의 임상 경험을 글로서 문자화하는 데 성공한 라경찬 원장의 노력에 다시 한 번 찬사를 보낸다.

(사)대한한의학회 회장

동국대학교 한의과대학 침구학교실 주임교수

김갑성

차례

2장 비염의 종류와 증상들

3장 비염 치료의 혁명, 쾌비고

1장

코의 기능을 제자리로 되돌리자

비염은 코를 직접 치료해야 한다

코는 코의 기능이, 입은 입의 기능이 있다

코로 숨 쉬는 것에 감사해야 하는 이유

비염을 바라보는 동서양의 의학적 관점

비염과 면역력의 상관관계

비염은 코를 직접 치료해야 한다

의학의 눈부신 발전에도 비염 치료는 멀다

최근까지 후천성면역결핍증(AIDS)인 에이즈는 불치병으로 알려져 왔다. 뾰족한 치료약이 없었기 때문이다. 그런데 최근에 미국 펜실베이니아대 의대 연구팀이 HIV 감염환자의 유전자를 조작해 HIV를 막아내는 데 성공함으로써 에이즈 치료제 개발에 박차를 가할 수 있게 되었다. 아직 연구가 더 필요한 단계지만 이 약이 개발되면 에이즈 환자들이 평생 많은 돈을 들여 매일 약을 사먹어야 하는 부담을 덜게 된다.

그 외에 국내 의료진들이 핵을 제거한 난자에 세계 최초로 성인의 체세포를 결합시킨 체세포 복제 줄기세포를 만드는 데 성공하면서 난치병 치료에 희망이 생겼다. 자기 체세포에서 유래된 세포이기 때문에 면역거부 반응이 없어서 면역억제제를 맞지 않아도 되고 더 높은 치료 효과를 기대할 수 있게 되었기 때문이다. 의학 분야에서의 이런 획기적인 연구 결과는 계속 공개되고 있다. 덕분에 10여 년 전까지만 해도 난치, 불치로 분류되던 질환들의 치료제 개발이 이루어졌으며 사람들의 평균 수명이 계속 늘어나고 있다.

그런데 어떤 질병들은 이런 의과학의 발달과 달리 그다지 혜택을 받지 못하고 있는 것처럼 비치기도 한다. 비염도 그 중의 하나이다. 세계의 수많은 사람들이 비염 때문에 고통스런 시간을 살고 있는데도 확실한 치료제가 나와 있지 않다. 대부분 항히스타민제와 같은 약제로 일시적인 개선을 기대하는 정도이다. 그래서 비염 때문에 일상생활에서 불편함을 호소하는 사람들이 많다. 연예계 스타들도 예외는 아니다.

스타 발굴 오디션 프로그램을 통해 스타가 된 가수 존박은 비염이 심해서 5년 동안 노래 연습을 하면서 고음을 뚫으려고 고생을 했다고 하고, 가수 이효리의 경우엔 〈유-고-걸〉을 부를 당시 비염 때문에 노래에 숨소리가 많이 들어가서 숨소리 조절을 위해 등산을 하면서 노래 연습을 했다고 한다. 이런 인기 스타들까지 비염 때문에 고생했다는 건 그만큼 비염 치료가 쉽지 않았다는 걸 의미한다.

비염 또는 축농증을 앓고 있는 사람들이 공통적으로 호소하는 고통의 증상은 콧물, 코막힘, 재채기, 불면증 등의 증상이다. 증세가 악화되면 두통이나 불면증으로 이어져서 일상생활이 힘들어지고 집중력이 저하되기도 한다. 그 이유는 코로 숨쉬는 것이 불편해지면서 구강호흡을 하기 때문이다. 코 속에 염증이 있으면 그곳의 점막이 부어서 코 속을 막거나 콧물이 나와 코가 막히기 때문에 대신 입으로 호흡을 할 수밖에 없다.

이런 상태로 비염을 계속 방치하면 구취, 구내염, 두통 등으로도 번지는 사례가 종종 있다. 뿐만 아니라 구강호흡으로 인해 몸속에 산소 공급이 원활하지 않기 때문에 체력이 저하되면서 잦은 피로감과 무기력감에 시달리게 된다. 특히 성장기에 있는 아이들이 비염에 노출되면 예정된 성장보다 평균 5cm가 덜 자라고 학습장애를 초래하여 평균 성적이 약 5점 정도 떨어진다고 한다.

따라서 비염은 단순히 코만의 문제로 그치는 것이 아니라 심신(心身)의 피로와 면역력 저하로 이어져서 치료 시기를 놓치면 구취, 구내염, 두통 등으로 추가 병증이 나타날 수 있고 나아가 축농증으로 발전될 수 있다. 그러므로 비염 치료는 병증이 커지기 전에 치료를 받는 것이 좋다.

건강보험심사평가원의 통계에 의하면, 2013년에 비염으로 진료받은 환자는 600만 명이 넘었다. 그 중에서도 알레르기 비염은 전체 비염 중 가장 많으며 계속 증가하고 있다. 우리나라는 전체 인구의 15~20%가 알레르기 비염 환자로 추정되고 있으며 국민건강보험공단의 2010년 분석에 따르면 2007년에 8.5%, 2008년 8.0%이던 유병률이 2009년에는 12.1%로 증가했다. 유럽이나 미국도 예외는 아니라서 전체 인구의 20% 이상이 알레르기 비염으로 고생하고 있는 것으로 알려져 있다.

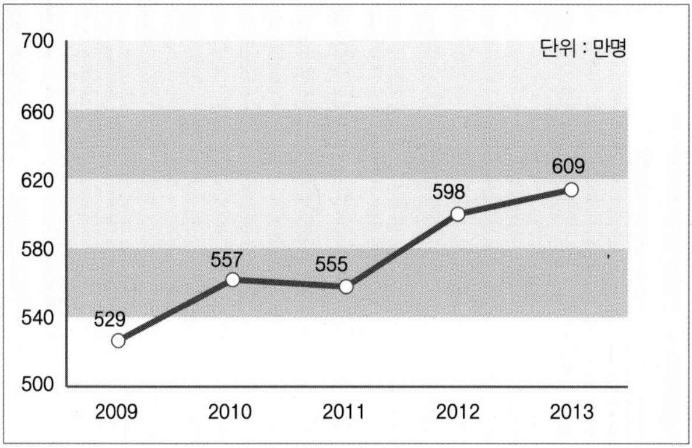

연도별 비염 환자수

비염은 왜 난치성 질환이 되었나

비염이 왜 난치성 질환이 되었나를 결론부터 말한다면 양·한방에서 비염의 원인이라고 규정한 것들이 모두 비염의 원인이 아니기 때문이다. 알레르기성 비염 치료제로 흔히 사용되는 항히스타민제가 본질적인 치료가 되지 못할 뿐더러 부작용을 초래할 수 있다는 점이다. 항히스타민제는 알레르기 증상을 유발하는 대표적인 매개체인 히스타민의 작용을 억제해서 콧물과 재채기 등을 완화시키는 약제이다. 그런데 항히스타민제의 대표적인 부작용으로 졸음을 유발할 수 있고 알코올처럼 중추신경계를 억제하는 약물과 함께 사용하게 될 경우 졸음 현상이 더 심해진다. 운전자가 사용했을 경우 졸음운전을 하게 될 위험성이 크다. 그 외에도 심장박동 이상, 목 안쪽의 염증, 위장장애, 소화불량 등이 나타날 수 있고 장기 사용할 경우 내성이 생겨서 효과가 떨어지게 된다.

항히스타민으로 콧물과 재채기를 일시적으로 멈출 수는 있지만 비강의 적절한 습도 유지도 방해하여 비강을 건조하게 만들어 비강 점막의 항습도 조절을 방해하는 결과를 초래한다. 항히스타민제의 사용으로 콧물과 재채기를 멈출 수는 있지만 비염 환자들이 가장 많이 호소하는 코막힘은 해결하지 못한다. 그러므로 혈관 수축제와 스테로이드가 포함된 스프레이를 사용하여 코막힘을 해결하지만 이것 역시 일시적일 뿐만 아니라 일주일만 사용하여도 약물성 비염(약물 부작용으로 생긴 비염)으로 비강 점막의 심한 위축을 일으켜 점막의 항온항습 작용을 방해하게 된다.

약물성 비염이 되면 점막의 크기가 심하게 줄어들어서 코는 뻥 뚫리게 되지만 습도 조절을 못하게 되는 부작용으로 인해서 비강 점막이 심하게 건조해져서 역설적으로 코는 더 많이 막히게 된다. 이는 마치 겨울에 세수를 하고 로션을 바르지 않으면 얼굴이 건조해져 당기듯이 비강 점막이 건조해지면 그 건조함이 마치 코가 막히는 듯한 느낌을 주게 되는 것이다.

비염을 치료하지 않고 방치하게 되면 구취, 구내염, 두통, 만성피로, 면역력 저하 등으로 이어지기 때문에 그 자체로도 고통스럽고, 치료를 위해 항히스타민제를 사용하게 되면 오히려 그로 인한 부작용이 있고 내성으로 인해 치료 효과도 점점 떨어지게 된다. 그리고 스테로이드의 과다 사용으로 인하여 면역력 저하를 초래하고 관절염과 동맥경화와 같은 자가면역 질환을 반드시 앓게 된다. 그만큼 비염 치료가 쉽지 않다는 말이다. 전 세계적으로 비염 환자는 많지만 알려진 탁월한 치료제는 없는 실정이다 보니 의사들은 '난치성'이라는 수식을 붙이는가 하면 '재발하기 쉽다'고 말하고 있다. 비염은 정말 치료하기 어려운 난치의 질환일까? 고치기도 어렵고 재발은 쉬운 질환이라는 사실을 그대로 받아들여야 하는 걸까?

비염이 치료되지 않는 이유는 비염이 염증이 아니기 때문이다. 현대의학의 수준으로 보면 염증으로 인한 것이라면 소염제로 낫지 않는 것은 아무것도 없다. 비염에 걸린 점막을 살펴보면 바이러스나 세균에 감염된 1~2%의 경우를 제외하곤 모두 염증을 확인할 증거가 없다. 염증의 4대 요인은 염증이 걸린 점막 혹은 피부는 붓고 붉어지고 열이 나고 통증이 생겨야 한다. 비염이나 축농증에 걸린 비강 점막은 이런 염증의 4대 요인에 전혀 해당하지 않는다. 염증이 아니라는 증거이다. 그래서 소염제로 치료되지 않기 때문에 비염이 난치성 질환에 해당하는 것이다. 사실 말이 난치성 질환이지 실제로는 고칠 수 없다는 말이다.

한방의 경우도 비염의 원인을 비강 점막의 항온항습 기능이상으로 보지 않고 주로 폐나 비 혹은 신장의 약화, 그리고 면역력 부족으로 보고 처방하는 약은 주로 폐를 비롯한 오장의 기능을 도와주고 국소적인 치료는 자극성이 강한 약물을 코 속에 집어넣어 코를 뚫어 주는 데만 주안점을 두었기 때문이다.

코는 코의 기능이,
입은 입의 기능이 있다

입으로 숨 쉬면 안 된다

하늘은 가볍고 높아 양(陽)이라고 하고, 땅은 두껍고 낮아 음(陰)이라고 한다. 음과 양이 만나면 조화를 이루듯 천지가 조화를 이루어 그 안에서 인간이 탄생되었다. 인간은 이 세상에 태어난 후로도 끊임없이 천지의 영양분을 받아먹고 살아간다. 하늘은 무형의 공기(氣)를, 땅은 유형의 음식(血)을 인간에게 공급한다. 코는 하늘로부터 '기를 받아들이는 문'이고, 입은 땅으로부터 '혈을 받아들이는 문'이라고 할 수 있다. 그래서 사람의 코를 막는다는 행위나 코가 막힌다는 것은 하늘과 통하는 문을 차단하는 것과 같다.

육신과 영혼이 합쳐져 인간이 존재한다고 볼 때 육신은 땅에 가깝고 영혼은 하늘에 가까운 법이다. 입과 코는 사람의 몸에서 각각 만들어진 의미가 있다. 입이 막히면 굶어죽게 되지만 코가 막히면 입으로 대신 숨을 쉬게 되는데, 코로든 입으로든 숨만 쉬면 되지 않느냐는 생각을 할 수 있지만 입으로 들이마시는 공기는 어떤 여과장치도 거치지 않은 오염된 물을 마시는 것과 같다.

코는 코의 일이 있고 입은 입의 일이 있는 것이다. 입으로 숨을 쉰다면 공기의 온도와 습도를 적절히 조절하지 못해서 기관지와 허파는 항상 차고 메마른 환경에 노출되고, 병균에 대해서도 무방비 상태가 된다. 따라서 코에 병이 생기면 코뿐만 아니라 기관지와 폐를 위해서 반드시 코를 치료해야 한다. 이처럼 코의 질환을 이해하려면 코가 만들어진 의미와 입이 만들어진 의미부터 분별해야 한다.

우선 코의 기능은 숨쉬기와 냄새 맡기 외에도 콧속으로 흡입되는 찬 공기를 체온 수준까지 높여주는 역할을 하는 온도 조절 기능, 외부 공기를 들이마시면서 비갑개의 점막을 통하여 많은 양의 수분을 배출하여 습도를 조절해주는 습도 조절 기능, 들어온 공기를 정화해 허파로 보내는 공기 정화 기능을 하고 있다.

이 중에서 제일 중요한 것은 폐에 공급되는 공기의 온도와 습도를 조절하는 항온항습 작용이다. 그래서 코에 문제가 생기면서 이런 기능들에도 장애가 오게 되고 나아가 정상적인 생활을 할 수 없게 된다. 몸에 열이 많아 겨울에도 답답하다고 잘 때 창문을 조금 열고 자게 되면 등은 따뜻한데 찬 공기는 코로 들어가서 비강 점막을 차게 만들어 항온 작용을 방해한다. 우리나라는 겨울에 추우면서도 건조한 몇 안 되는 나라 중에 하나인데도 불구하고 가습기에 대한 잘못된 인식으로 인하여 아무런 습도 조절을 하지 않거나 부족한 습도로 인해서 비강의 습도 조절에 과부하가 걸리게 되며 비강 점막은 항상 붓게 되면서 정상적인 생활을 할 수 없다.

코의 질환에서도 비염은 흔하게 찾아오는 질환인 동시에 쉽게 치료되지 않아서 그만큼 환자를 지치고 고통스럽게 만든다. 비염이란 비루(콧물), 재채기, 가려움증 및 코막힘 그리고 콧물이 목뒤로 넘어가거나 목에 걸려서 뱉어지지 않는 후비루 중 한 가지 이상의 증상을 동반하는 비점막의 염증성 질환이 아니라 항온항습 기능에 장애가 생긴 질환이다.

신문의 광고를 보면 한의학적인 비염의 원인을 폐가 약해서 생긴 것이라고 하여 실제 치료 때에도 문제가 생긴 점막은 살펴보지도 않고 폐를 보하는 약물만 몇 개월씩 처방한다. 물론 한의대에서 가르칠 때 비염의 원인 중에 하나가 폐 기능의 문제로 보기는 하지만 이는 이론상으로만 존재하는 것이다.

의학은 이론만으로 치료를 해서는 안 된다. 책만 보고 공부한 의사를 학의(學醫)라고 한다. 폐의 문제로 비염을 접근해서는 비염을 절대로 치료할 수 없다. 이는 비강 점막의 기능을 전혀 이해하지 못한 소치이다. 이는 오장과 눈코귀입이 연결되어 있다는 한의학의 이론에 근거를 하지만 이것은 이론으로만 존재하지 실제로 치료로 연결되는 것은 거의 불가능하다. 쉬운 예를 들어보면 간이 좋아지면 눈이 좋아진다고 생선의 간으로 만든 간유구를 먹고 눈이 좋아졌다는 사람을 본 적이 없다.

이러한 오류를 범하는 이유는 코를 코로 보지 않고 단순히 코를 폐의 부속물로만 보았기 때문이다.

✲ 코의 기능

① 숨쉬기

숨을 쉬지 않는다면 사람은 목숨을 지탱할 수가 없다. 코의 가장 중요한 기능인 숨쉬기는 사실 코 자체가 숨을 쉰다기보다는 코를 통하여 폐가 숨을 쉬는 것이다.

② 냄새 맡기

3개의 비갑개 중의 가장 위에 있는 비갑개의 바로 위쪽에 냄새를 맡는 신경이 분포되어 있어서 냄새를 맡을 수가 있는데 비염에 걸리면 비갑개에 부종이 생기고 그 부종이 후각신경 바로 밑에 있는 상비갑개까지 붓게 되면 후각신경을 덮어버려서 냄새를 맡을 수 없게 된다.

③ 온도와 습도 조절 기능

점막에는 작은 혈관들이 잔뜩 분포되어 있는데 콧속으로 흡입되는 찬 공기를 체온 수준까지 높여주는 역할을 한다. 그 결과 데어진 공기는 기관지를 거쳐서 자연스레 허파까지 들어가게 된다. 외부의 공기가 코를 통하지 않고 입을 통하여 숨을 쉰다면 폐에 공급되는 공기에 온도와 습도를 조절하지 못하여 폐에 차고 건조한 공기를 공급하게 되면 폐는 정상적인 기능을 하지 못할 뿐만 아니라 폐포에 심각한 문제를 초래하게 된다. 폐에는 온도와 습도를 조절할 수 있는 기능이 없다. 비강 점막의 항온항습 기능에 도움을 받을 수밖에 없다.

비강 점막은 폐가 원하는 30~32도의 온도와 60~70%의 습도보다 차고 건조한 공기가 들어오면 그 공기가 그대로 폐에 공급되지 못하도록 점막을 부풀려서 공기의 흐름을 차단하고 일부 들어가는 찬 공기는 부풀어진 점막이 열을 발산하여 마치 라디에이터처럼 무려 50~60도까지 온도를 올려준다. 영하 30도의 찬 공기까지도 부풀어진 비강 점막을 통과하면 폐가 원하는 30~32도의 온도를 만들어준다. 이런 코의 기능을 항온작용을 한다고 한다.

그리고 비강 점막은 쉬지 않고 하루에 1.8리터의 수분을 방출하여 습도를 조절하는데 외부의 건조한 공기가 바로 폐로 들어가지 못하게 비강 점막을 통과한 건조한 공기는 항상 60~70%의 습도를 유지하게 한다. 이런 코의 기능을 항습 작용이라고 한다. 폐는 항상 촉촉한 습기를 요구하는데 가장 적당한 습도는 60~70%이다. 이는 우리나라 평균 습도보다 훨씬 높은 수치이다. 따라서 사철 중에 가장 건조한 겨울은 말할 것도 없고 여름이어도 장마철을 제외하면 60%의 습도를 넘는 기간은 아주 드물다.

앞에서도 언급하였지만 우리나라는 전 세계에서 몇 안 되는 겨울철에 차고 건조한 나라이다. 사하라 사막의 습도가 10% 정도인데 우리나라 겨울 최저 습도는 10% 내외이다. 2014년 2월에 경북 김천의 습도가 6%까지 떨

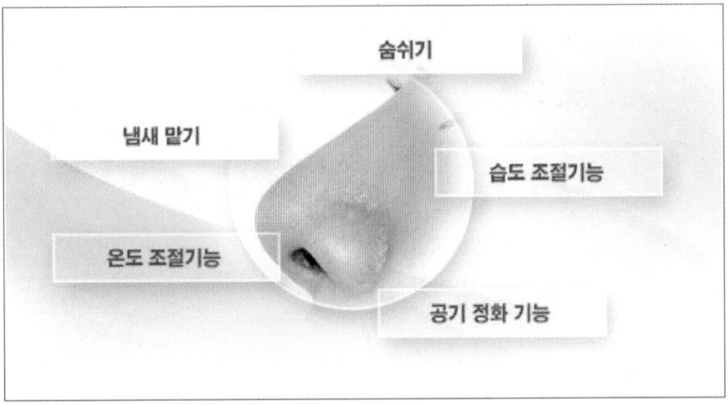

건강한 코의 기능

어져 9시 뉴스에 나올 정도이다. 물론 6%의 습도라도 정상적인 비강 점막을 가진 사람이면 충분히 스스로 조절할 수 있겠지만 온도와 습도 조절에 과부하가 걸린 사람의 경우는 스스로 조절이 힘들므로 가습기의 도움을 받아야 된다.

그런데 살균제를 파는 회사들이 살균제를 팔려고 가습기는 세균곰팡이의 온상이라고 거짓 선전하여 살균제를 쓴 사람들이 74명이나 사망에 이르고 수백 명이 아직도 후유증에 시달리고 있으며 많은 국민들은 아직도 가습기가 세균의 온상이라고 믿는다. 외부의 건조한 공기가 코 속으로 들어와도 건강한 경우에는 비갑개의 점막을 통하여 하루에 약 1.8리터라는 많은 양의 수분을 배출하여 습도를 유지하게 된다. 물론 장마철처럼 습도가 높은 때는 습도를 낮추는 역할도 해준다.

간혹 이비인후과에서 온도와 습도를 조절하기 위해서 부풀어 오른 점막을 콧살이 부었다고 표현을 한다. 평소에 차고 건조한 공기에 자주 노출되면 비강 점막에는 온도와 습도 조절에 과부하가 걸리게 되어 부풀어진 점막이 줄어들지 못하고 오랫동안 부풀어져 있으면 코막힘을 초래하게 된다. 점막이 정상적으로든 비정상적이든 부풀어지면 히스타민이 분비가 되고 히스타민이 분비되면 콧물이 분비된다. 찬 공기의 유입을 막는 정상적인 부풀림이라면 점막은 이내 정상적인 크기로 돌아가 히스타민이 분비되지 않아 콧물도 저절로 멈추게 된다. 그런데 온도습도 조절에 과부하가 걸려서 비정상적으로 부풀어진 점막이 따뜻한 곳에서도 줄어들지 않으면 부풀어진 점막의 신호로 인하여 히스타민이 쉴 새 없이 분비되어 콧물이 멈추지 않게 된다.

점막 즉 콧살이 오랫동안 비정상적인 상태로 부풀어져 있는 것을 비후성 비염이라고 하는데 치료를 단순히 부어 있는 점막을 마구잡이로 줄이는 치료를 하면 안 된다. 양방의 뿌리는 스프레이나 한약을 코 안에 집어넣거나 침으로 점막을 찔러서 피를 내게 하면 점막이 줄어들기는 하지만 오히려 위축을 일으켜서 약물성 비염을 초래하여 코의 정상기능인 항온항습 작용을 약화시켜 점점 미궁으로 빠지게 만들어 버린다. 부풀어진 점막의 원인이 차고 건조해진 것이기 때문에 따뜻하게 촉촉하게 해주면 저절로 부풀어진 점막은 원래의 상태로 돌아가 정상 기능을 회복하게 되는 것이다.

우리 몸의 모든 점막이 그렇듯이 정상적인 비강 점막도 건강한 붉은 색이고 약간 촉촉하다. 사진을 보면 그 차이를 확연하게 알 수 있다.

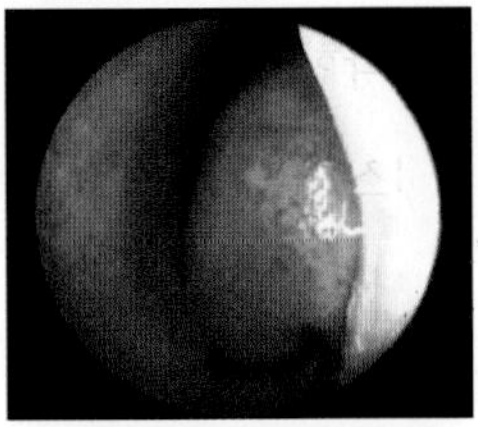

정상적인 점막.
건강한 붉은 색이고 약간 촉촉하다.

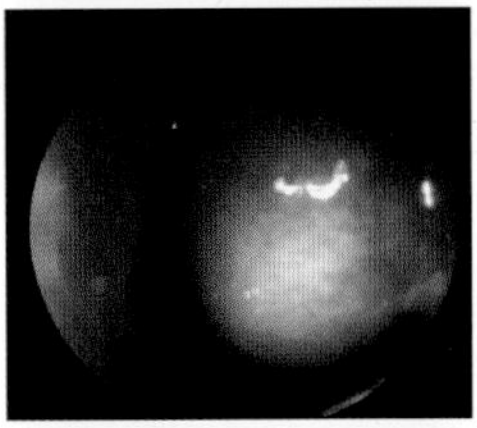

온도와 습도를 조절하기 위해 부풀어 오른 점막.
역시 붉은 색이고 촉촉하다.

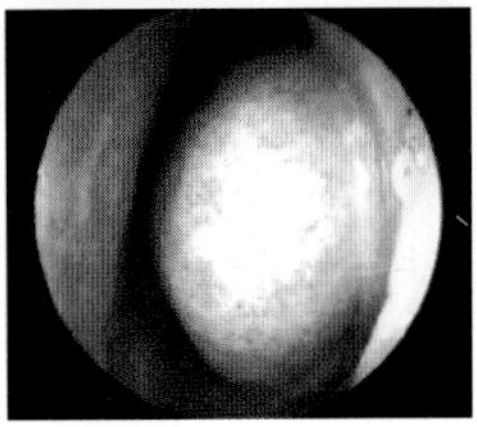

계속 팽창되어 줄어들지 않는 비후성 비염에
항히스타민을 복용해 건조해진 점막.

④ 공기 정화 기능

허파가 받아들이는 공기는 반드시 깨끗해야 하는데 비강 입구의 코털과 비갑개의 역할로 공기를 정화한다.

코로 숨 쉬는 것에 감사해야 하는 이유

코로 숨 쉬는 것, 누군가에게는 소망일 수 있다

"저는 비염 때문에 우울증까지 생겼습니다. 시도 때도 없이 콧물이 나오고 심할 때엔 비가 오는 것처럼 쉴 새 없이 흘러내리기도 합니다. 아예 제 얼굴에서 코를 없애버리고 싶을 정도에요. 하루 이틀도 아니고 일 년 넘게 이렇게 살다보니 점점 사는 게 싫고 무기력해집니다."

멈추지 않고 흐르는 콧물 때문에 휴지로 양 콧구멍을 막고 진료실에 내원한 29세의 이 여자 환자는 자신의 이런 증상 때문에 사람들 많은 곳에 가는 것도 꺼려진다고 했다. 그러면서 점점 우울증까지 생겨서 다니던 직장도 그만두어야 했다고 하소연했다. 그 동안 여러 병원을 다녀보아도 치료 효과를 보지 못한 환자는 "걱정하지 마세요. 나을 수 있습니다" 하는 내 말에 몇 번이나 "정말입니까, 박사님?" 하고 물었다. 그러면서 "툭하면 코가 막혀서 숨쉬기도 힘들었는데 예전처럼 코로 숨만 잘 쉴 수 있다면 더 바랄 게 없겠어요"라고 했다. 코로 숨을 쉰다는 건 어찌 보면 지극히 당연한 것 같지만 비염과 같이 사정이 생겨서 코로 정상적으로 숨을 쉬지 못하는 사람들에겐 이처럼 매우 절실하고 간절한 소망이 되기도 한다.

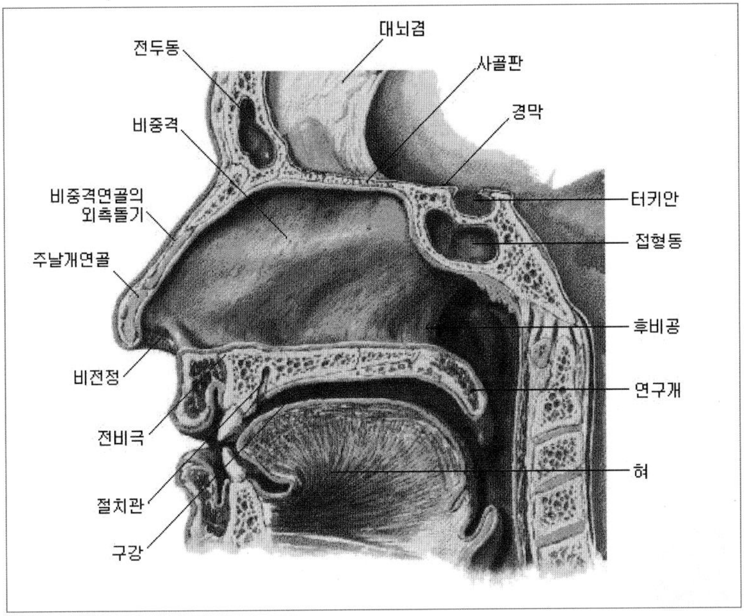

내측비강의 벽

코의 비강은 하는 일이 많다

비염의 문제를 이해하려면 비강 내 구조를 먼저 알아야 한다. 비강(鼻腔)은 코의 등 쪽에 있는 코 안의 빈 곳으로서 공기 속의 이물질을 제거하는 작용을 한다. 비강의 전방은 외비공에 의해 외계로 통하고 후방은 후비공에 의해 인두(咽頭)와 통하고 있다. 비연골(鼻軟骨)인 갑개골(甲介骨)의 점막은 라디에이터나 팬의 코일처럼 세 개의 핀이 꼬불꼬불 꼬여져 있기 때문에 차지하는 면적에 비하여 많은 일을 할 수가 있도록 되어 있다.

평소에는 갑개골을 거쳐 순조롭게 들어가던 공기도 비강 점막의 기능 이상으로 점막이 붓게 되면 공기의 흐름을 방해하여 코막힘이 생기고 점막이 부으면 생리적으로 히스타민이 생성되어 콧물이 줄줄 흐르게 된다. 커진 점막이 줄어들지 않는 이상 콧물이 멈추지 않게 되는데 양방에서는 커진 점막을 줄일 수 있는 약물이 없으므로 콧물만을 멈추기 위해서 지르텍 같은 항히스타민을 복용시키면 콧물이 완전히 멈추게 되지만 약간 촉촉해져 있어야 하는 점막의 습도를 완전히 제거하여 콧속이 건조해지면서 가렵고 아플 때도 있다. 대부분의 환자들은 건조해진 느낌을 '코가 막힌다'고 표현하고 있다. 뿐만 아니라 코 점막이 커져 히스타민이 분비되면 비염 증상(재채기, 콧물) 뿐만 아니라 눈의 흰자위가 충혈되고 눈 주위가 가려우며 또 귀로 번지면 귀에까지 증상이 발생하기도 한다. 이런 증상도 지르텍을 먹으면 동시에 제거되기는 하지만 효과는 일시적이다.

비강 속의 점막은 무수히 많은 모세혈관들이 집중되어 있다. 흡입된 공기를 데우고 습기를 보충하려는 필요에 의해 이처럼 발달한 모세혈관들이 팽창한다. 즉 점막이 붓고 코가 막힌다는 것은 일단은 점막 속의 모세혈관들이 생리적으로 팽창된 결과라고 볼 수 있다. 그렇게 되면 코로 숨을 쉬는 것이 어려워지지만 이는 폐에 차고 건조한 공기를 공급하지 않으려는 비강 점막의 눈물나는 노력의 결과이기도 하다. 즉 코가 막히는 것은 비강 점막의 염증이 아니라 비강 점막이 차고 건조한 공기를 데우고 습하게 하기 위한 것으로 지나치게 차고 건조한 공기에 장기간 노출하게 되면 과부하가 걸린 비강 점막이 원래의 상태로 돌아가지 못하여 코막힘이 지속되는 병리적인 상황을 맞게 되는 것이다.

사람들은 육상 생활을 하며 마음껏 공기를 마시며 살아간다. 호흡하는데 불편이 없고 거의 의식을 하지 않을 만큼 숨쉬는 자체를 당연한 것으로 여기게 된다. 그렇지만 코가 막히게 되면 코로 숨을 쉴 수가 있다는 것이 얼마나 큰 축복인가를 알 수 있다. 코가 막힌다는 것은 비강 내부로 통하는 공기의 통로가 물리적으로 차단되어 일어나는 증상이다. 손가락이나 외부에서 힘을 가하지 않고 저절로 코가 막히는 것을 한의학에서는 비색(鼻塞)이라고 한다. 그대로 코가 막힌다는 뜻으로 서양의학에서 말하는 비염(rhinitis)에 속한다. 코를 통해 마신 공기는 코의 방(비강) 속에 갑개골을 지나고 인후를 거쳐 기관지 그리고 허파로 들어가게 되는데, 비염 때문에 코가 막힌다는 건 갑개골을 싸고 있는 점막이 부어서 공기가 통과할 수 없는 상황을 뜻한다.

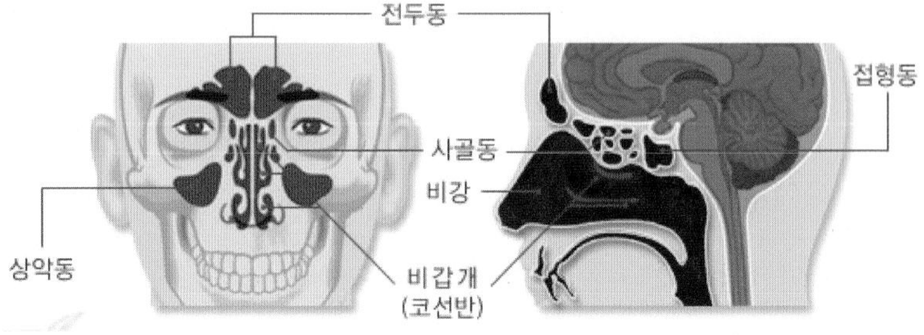

비강의 구조

코는 폐로 가는 공기의 온도와 습도를 유지시켜 준다

비염을 전문으로 한다는 대부분의 한의원에서는 폐의 기능을 올려주고 면역을 길러줌으로써 비염을 낫게 할 수 있다고 자신 있게 말한다. 그런데 이는 코 점막의 정확한 기능을 모르고 하는 이야기이다. 코의 기능 중에 가장 중요한 기능은 바로 폐에 공급되는 공기를 항상 일정한 온도와 습도를 유지해주는 것이다.

폐는 스스로 온도와 습도를 조절할 수 없기 때문에 비강 점막이 대신해 주는 것이다. 그래서 코를 통과한 공기는 따뜻하고 촉촉해져서 인후(목구멍)는 물론이고 기관지 점막이 정상적인 기능을 수행하게 된다. 그리고 코와 목구멍의 습도를 항상 60~70%가 되도록 유지하게 되면 감기 바이러스가 인체에 들어오더라도 감기로 발전하지 않는다. 감기 바이러스를 비롯한 바이러스는 건조한 것을 좋아해서 비염이나 축농증으로 비강의 기능이 정상적으로 작동하지 않아 코와 목구멍이 건조하게 되면 감기 바이러스를 비롯한 다른 바이러스들이 쉽게 기관지로 침입하여 병을 일으키게 된다.

그렇다면 비염은 왜 걸리는 걸까? 코는 바깥에서 흡입되는 찬 공기를 데워주는 히터 같은 역할을 한다. 차갑고 건조한 공기가 코를 통과하면서 따뜻하고 촉촉해지는데, 이런 한열의 변화로 인해 비염이 발생하게 되는 것이다. 아득한 옛날 인류의 조상들이 지구의 여러 지역으로 퍼져나갈 때, 더 춥고 메마른 지역에 적응하기 위해 공기 조절 장치의 일종으로 코가 발달하였다는 이론이 있다. 그러한 사실을 증명이라도 하듯이 지구상의 기후대 별로 코의 형태가 각각 다르게 결정되었다는 걸 알 수 있다. 즉, 건조하고 추운 지역에 있는 백인들은 상대적으로 온화한 기후지역에 살고 있는 백인들보다 코가 더 높고 좁으며 뾰족한 모양을 가지고 있다. 뿐만 아니라 춥고 건조한 지역으로 갈수록 코는 크고 높아지며, 덥고 습기 찬 열대로 갈수록 코는 납작하고 넓어진다. 코는 흡입되는 찬 공기를 효율적으로 데워주기 위해 진화되었던 것이다.

차갑고 건조한 공기가 입으로 바로 들어오지 않고, 코를 통해서 들어옴으로써 폐 안으로 들어오는 공기는 따뜻하고 촉촉한 상태를 유지하게 된다. 그런데 콧속으로 들어오는 찬 공기가 코가 공기를 데울 수 있는 한계를 넘어서게 되면서 코의 이상이 생기기 시작한다. 코의 히터 기능의 한계

초과로 문제가 생기는 것이다.

평소에는 무리 없이 공기를 데워 폐로 넘겨주다가 추운 겨울에 오랫동안 찬 공기에 노출되거나 건조해졌을 때 코가 견딜 수 없게 된다. 처음에는 지나치게 찬 공기를 해결하기 위해 비강 속의 혈액 공급이 왕성해진다. 그러다가 혈액 공급이 많아지면 자연히 점막 속의 모세혈관은 팽창하기 시작한다. 그러나 시간이 갈수록 점점 더 많은 혈액이 필요하고 점막은 부풀어진 채로 회복 불능이 된다. 당장 느낄 수 있는 증상으로 코가 막히게 된다.

콧김이 생길 정도로 추운 한겨울에 집 밖으로 나서면 갑자기 코가 막히는 것은 이런 과정에 의해서 생기는 것이고, 또 뜨거운 물을 받아놓고 김을 쐬면 코가 풀리는 것도 코를 따뜻하게 덥혀주면서 촉촉하게 해주기 때문이다. 따라서 코의 기능을 제대로 알고 코의 온도 조절과 습도 조절 장치에 과부하가 오지 않도록 하는 것이 가장 첫 번째 지켜야 할 수칙이라고 할 수 있다. 코로 숨을 쉬는 일이 얼마나 감사한 일인지를 깨닫기 위해서 굳이 비염에 걸릴 이유는 없다는 것이다.

비염을 바라보는 동서양의 의학적 관점

비염의 발생 원인을 정확하게 알아야 한다

비염은 왜 발생하고 치료는 어떻게 해야 하는지에 대한 동서양의 의학적 관점은 조금씩 다르다. 서양의학에서는 알레르기성 비염의 원인을 진드기나 곰팡이, 집먼지, 짐승털 등이 항원이라고 생각한다. 양방 검사 중에 호산구(好酸球, 기생충 감염과 알레르기 질환 등의 다양한 염증 질환의 병태생리에 관여하는 것으로 알려진, 색소에 잘 물드는 거칠고 큰 과립을 많이 가진 백혈구)의 증가를 확인하는 콧물 검사, 혈액 중의 면역글로부린의 증가를 확인하는 혈청 검사, 그리고 효소 검사 등은 단순히 알레르기의 유무를 확인하는 것이지 그 원인물질을 밝혀내는 것이 아니므로 특별한 의미는 없다.

그리고 알레르기를 일으킨다고 생각되는 물질을 추측하여 피부의 반응으로 검사하는 피부 반응 검사는 여러 가지로 한계가 있다. 가장 많이 거론되는 집먼지진드기의 경우, 가장 왕성하게 활동하고 항원으로 작용하는 계절은 장마철이다. 즉 덥고 습한 환경에서 알을 까고 죽어서 그 사체가 이종단백질로 작용하게 되는데 장마철에 재채기 콧물을 흘리는 환자는 거의 없다.

그리고 곰팡이의 경우, 피부가 곰팡이에 대한 과민반응을 일으켰다고 하여 그 곰팡이가 알레르기성 비염의 원인이라고 생각하는 것도 모순이다. 곰팡이도 가장 왕성하게 활동하는 계절이 장마철이기 때문이다. 알레르기에 의한 4대 질환은 알레르기성 비염, 알레르기성 피부염(아토피성 피부염), 알레르기성 결막염, 알레르기성 천식이 있는데 하필이면 곰팡이가 4대 질환 중 유독 알레르기성 비염의 원인이라고 단정할 수는 없다. 곰팡이가 비염만 일으키는 항원인가 하면 사실 그렇지도 않기 때문이다. 결막염이나 피부염을 일으킬 수도 있으며 천식을 유발할 수도 있다.

곰팡이가 가장 잘 번식하는 계절은 따뜻하고 습도가 높은 여름이라는 건 누구나 아는 사실이다. 그렇다면 여름에 알레르기성 비염을 앓는 사람이 과연 전체 비염 환자 중에 몇 %나 될까? 꽃가루가 비염을 일으키는 항원이라는 것도 생각해볼 문제이다. 계절성 알레르기성 비염의 경우에는 꽃가루가 날아다니기 시작하는 봄철에 가장 많이 발생하는데 그렇다면 꽃가루가 제일 많은 여름과 가을에는 왜 알레르기를 일으키지 않을까? 봄만 지나면 그 환자에게 자연히 꽃가루에 대한 면역이 생겨서일까?

온도와 습도에 과부하가 걸려 둔해진 비강 점막이 환절기의 큰 일교차에 빠르게 반응하지 못하기 때문이다. 그래서 꽃가루가 비염을 일으키는 항원이라는 근거 자체가 약하다.

양방에서는 비염을 일으키는 환경으로 곰팡이, 집먼지진드기 등을 꼽고 있지만 이것들이 가장 활발한 여름철에 비염이 발생하지 않는 것은 그 항원이라는 것이 알레르기성 비염의 원인이 아니기 때문이다. 또 그 항원을 조금씩 주사하여 면역을 길러주는 소위 최고의 치료법이라고 말하는 면역요법이 실제로 완치된 사례가 드물다는 것도 진드기 등의 항원이 알레르기를 일으키는 것이 아니라는 증거이다.

재채기, 콧물, 코막힘의 발생 기전은 무엇인가

알레르기성 비염의 가장 대표적인 3대 증상은 재채기, 콧물, 코막힘이다. 재채기는 알레르기성 비염의 가장 대표적인 증상으로 대개의 경우 재채기를 먼저 하고 그 다음 콧물, 코막힘 순서로 나타난다. 이 3대 증상의 발생 기전을 잘 이해한다면 알레르기성 비염의 원인도 제대로 파악할 수 있다. 재채기의 발생 기전은 평소 몸이 찬 사람이 차가운 공기가 몸 안으로 들어오지 못하게 강력한 재채기를 하여 막아보려는 생리적인 반응으로 열(熱)이 한(寒)을 감싸려는 반응이다.

실제로 알레르기성 비염이 일어나는 계절은 일교차가 심한 환절기나 겨울에 주로 발생한다. 여름철에는 바깥의 기온이 어느 정도 따뜻하고 습도가 충분하기 때문에 알레르기성 비염을 앓지 않는다. 그러나 여름에도 에어컨을 사용함으로써 바깥과의 기온차가 크고 차가운 기운이 몸으로 들어오므로 찬 기운을 몰아내기 위해서 재채기를 하기도 한다. 에어컨 바람을 쐬면 바로 재채기를 하는 것이 바로 그 원인이다.

차고 건조한 외부 공기가 비강 점막의 온도와 습도 조절 기능을 지속적으로 방해하여 비염이 되었다고 보는 것이 콧병에 대한 한의학의 거시적인 시각으로서 서양의학에서 바이러스, 곰팡이, 혹은 세균에서 원인을 찾는 것과 차이가 있다고 할 수 있다. 한의사들이 세균 등의 실체를 인정하지 않은 것이 아니라 그 세균이 병을 일으키기 전의 상황을 더 중시하기 때문이다. 즉, 성적이 나쁜 학생이 있다면 양방에서는 그 학생이 공부를 하지 않았기 때문이라고 보는 반면에 한방에서는 왜 공부를 하지 않았는지를 먼저 살펴보는 것이다.

비염의 정확한 원인은 무엇인가

비강 점막이 차가워진 것을 따뜻하게 해줌으로써 비염의 문제를 해결해주는 것은 매우 단순한 치료이고, 이것이 바로 근본적인 치료이다. 그래서 서양의학에서 제시하는 어떤 치료보다도 효과가 좋은 것이다.

이런 점에서 코를 따뜻하게 하고 촉촉하게 하는 한의학적인 접근이 상당히 유효하다. 하지만 기존의 한의학에서는 비염을 분체(噴涕)나 비류(鼻流)라고 부르는데, 폐기(肺氣)와 비장(脾臟)의 후천적인 기, 신장(腎臟)의 선천적인 양기(陽氣)가 허약해져서 저항력이 떨어진 상태에서 나타나는 이상 현상으로 보고 있다. 코에만 국한되어 일시적인 효과만을 노리는 서양의학적 치료법과는 달리 환자의 체질을 중시하면서 면역력과 호흡기를 강화하는 종합적 치료 방법으로 접근하는 것같이 거창하게 포장되어 그럴 듯하게 보이지만 이런 이론은 실제로 임상에는 적용되지 않는 이론을 위한 이론에 지나지 않는다. 앞에서도 설명했지만 간을 튼튼하게 해야 눈을 낫게 한다고 간유구를 먹어도 시력회복이 되지 않는 것과 같다.

비염의 원인을 비강 점막의 항온항습 기능의 과부하로 보지 않고 폐와 비장의 기능이 떨어져서 생긴 것으로 보고 대부분의 한의원에서는 코는 어떤 상태인지 살펴보지도 않고 무조건 치료의 방향을 폐와 비장의 기능을 도와주고 면역을 길러주는 한약을 처방하게 되지만 사실 폐를 도와주고 면역을 길러주는 한약을 복용하여 폐의 기능을 왕성하게 해주고 면역을 길러줄 수는 있겠지만 그렇다고 비염은 낫게 해주는 것은 아니다.

면역을 길러주는 약을 주면서 별 효과를 볼 수 없으니 양방과 같이 코를 뚫어주는 데 주안점을 두고 침으로 점막을 찔러 피를 내게 하거나 강한 자극이 있는 약물을 면봉에 묻혀 코 속에 집어넣어 점막을 자극하는 치료를 함께 하는 것이다. 그렇게 되면 점막은 과도하게 콧물을 흘리게 되는데 환자들에게 안에 들어 있던 콧물이 쏟아져 나오는 것이라고 터무니없는 설명을 한다. 이런 방법은 결국 점막의 위축을 초래하여 양방의 뿌리는 스프레이와 같이 약물성 비염을 초래하게 된다. 그러면 코가 뻥 뚫리게 되지만 항온항습 작용을 하는 점막의 손상을 초래하여 결국 비염은 더 심해져버린다.

비염은 평소 생활에서 수칙을 잘 지키면 얼마든지 예방할 수 있다. 바로 코를 따뜻하고 촉촉하게 환경을 바꾸어주기만 해도 웬만한 초기 비염은 저절로 나을 수 있게 된다. 찬 공기를 피하고 음식도 찬 음식은 삼가야 하며 습도를 유지하기 위해서는 가습기를 충분히 사용하는 것만이 비염을 낫게 하는 생활수칙이다.

비염과 면역력의 상관관계

면역력이 좋으면 비염에 안 걸린다?

면역력이 좋아져야 비염이 빨리 낫는다는 것은 비염의 원인을 제대로 이해하지 못해서이다. 결론적으로 말하면 면역력을 아무리 길러도 비강 점막의 항온항습 작용을 길러줄 수 없기 때문이다. 비염 치료에 제일 많이 처방하는 스테로이드는 바로 면역억제제이다. 면역억제제를 사용하는 양방이 어떻게 면역을 향상시킬 수 있겠는가? 면역 치료라고 하는 것도 진드기 같은 것을 조금씩 늘려가서 면역을 늘린다고 하지만 진드기가 원인이 아닌데 진드기에 대한 면역을 늘려준들 비염이 낫겠는가?

차고 건조해진 비강 점막을 따뜻하고 촉촉하게 해주는 치료는 한방 이외는 없다. 염증이 아닌데도 소염제를 주고 그래도 낫지 않는다고 강력한 스테로이드로 증상만 감추게 하고 스프레이로 점막의 위축을 일으켜 코 안을 건조하게 만드는 양방 치료에 더 이상 비염을 맡겨서는 안 된다.

대부분의 환자들이 마지막 보루라고 생각하는 면역 치료는 불행히도 비염에서는 아무런 힘을 발휘하지 않는다. 많은 비염 환자들이 약물로 치료하다가 안 되면 나중에 수술을 하면 되겠지 하는 생각을 한다. 하지만 불행히도 양방의 비염 수술은 비염 환자들이 불편을 느끼는 비염의 모든 증상을 없애주지 못한다.

비염의 증상은 코막힘(초기 비염부터 만성 비염까지 제일 불편한 것이 코막힘이다), 재채기, 콧물, 후비루, 코딱지, 후각의 둔화, 두통, 코피 등등이다. 대부분의 환자들은 이 많은 증상을 수술로 모두 없앨 수 있다고 생각하지만 수술을 집도하는 이비인후과 의사들의 목표는 다만 비강 점막의 크기를 줄여서 코막힘만 해소하는 것이다.

다시 말하면 알레르기성 비염의 최후 치료가 수술이라고 생각하는 환자들이 많지만 알레르기성 비염에는 수술을 해야 하는 점막의 이상이 없다. 즉 알레르기성 비염은 점막 기능의 이상으로 생긴 것인데 양방의 수술이라는 것은 기능 이상을 해결해주는 것은 아니기 때문이다. 그래서 수술 후 비염 환자들의 만족도가 형편없는 것이다. 비강 점막을 수술로 사실 줄였다고 하여도 그 점막이 제대로 항온항습 작용을 하지 못하므로 수술 전에 느끼던 증상을 수술 후에도 고스란히 느낄 수밖에 없는 실정이다.

팽창된 비강 점막을 뿌리는 스프레이로 줄이거나 메스 혹은 레이저로 늘어난 점막을 적출(제거)하게 되면 온도와 습도를 조절할 점막의 유실로 의

인성 비염(의사가 만든 비염)이 발생하여 온도와 습도를 조절하지 못하게 된다. 코는 뚫렸지만 오히려 심한 건조 현상이 나타나 코가 더 많이 막힌다는 호소를 하게 되는 아이러니가 발생하는 것이다. 이런 불편을 해결하고자 최근에는 고주파 수술로 점막에 강한 열을 가하여 점막을 줄이기도 하지만 레이저로 잘라냈을 때와 별반 차이가 없는 부작용만 남을 뿐이다.

건강보험심사평가원의 2009~2013년 진료 통계에 따르면 비염 환자의 경우, 1년간의 발생 통계를 보면 1월에서 5월까지의 기간에 50% 이상을 차지한다. 그 이유는 환절기로 인한 심한 일교차와 추워지면서 습도가 급격하게 떨어지기 때문이다.

봄이 되면서 비염 증상이 갑자기 생기는 것은 꽃가루가 날리기 때문이 아니다. 우리나라는 열두 달 중 3월과 4월의 최저 습도가 가장 낮기 때문이다. 기상청에서 발표한 2012년도 기상연보에 의하면 서울의 2012년 3월과 4월의 최저습도는 9%였다. 그리고 3월과 4월에 일교차가 가장 심하다.

차고 건조해지면 비염이 발생하는 것이다. 코에 문제가 생기게 되면 재채기, 콧물, 코막힘이 나타날 뿐 아니라 코의 자연스러운 호흡을 방해하여 두통과 만성피로, 불면증 같은 2차 질병을 일으키게 된다. 비염을 치료하기 위해서는 증상을 개선하는 치료에 머무르는 것이 아니라 차고 건조해져 손상된 점막을 원래대로 되돌려야 근본적인 치료가 이루어져 재발의 가능성이 최대한 줄어든다.

한의학에서는 비염을 치료할 때 한약 치료를 비롯하여 침과 뜸을 이용하고 있으며, 최근에는 레이저를 이용한 침치료로 통증도 줄이면서 침치료와 같은 효과를 볼 수 있는 치료도 함께 하고 있다. 하지만 그 목표가 면역력을 상승시키고 폐를 도와주는 데만 그친다면 완전한 치료를 기대할 수 없다. 한의학 치료는 얼마든지 코를 따뜻하고 촉촉하게 해줄 수 있는데도 불구하고 대부분의 한의원에서는 한약으로 폐 등의 기능을 높여주는 것만으로 좋은 효과를 보지 못하여 결국은 국소적으로 치료를 병행하는데 면봉에 자극적인 약을 묻혀 비강에 집어넣어 점막의 강한 자극으로 인하여 콧물을 과도하게 흘리게 할 뿐만 아니라 양방과 같이 뿌리는 스프레이를 만들어주고 코를 뚫어주는 데 국한하기 때문에 좋은 치료 효과를 끌어내지 못하는 것이다.

비염 치료는 폐가 아닌 코에서 시작해야 한다

대부분의 한의원에서는 비염의 치료는 폐의 호흡 기능과 인체의 면역 기능을 회복시키는 것이 관건이라고 생각하고 있다. 어떤 점에서는 맞는 말이면서도 그게 전부는 아니다. 앞에서 비강 점막의 역할에 대하여 설명하면서 비강 점막의 존재는 폐에 공급되는 공기를 따뜻하고 촉촉하게 해주는 데 있다고 하였다. 즉 코는 폐의 방패 역할을 한다. 그렇다면 당연히 코가 문제가 생겨서 폐에 공급되는 공기를 따뜻하고 촉촉하게 해주지 못하면 폐에 당장 심각한 문제가 발생하게 된다.

그래서 비염이 오래 되면 기관지 과민증이 생기고 기관지 과민증이 천식을 초래하게 되는데 비염 환자의 50% 이상이 천식이 되거나 앞으로 천식으로 발전할 가능이 높다는 통계가 일반적이다. 이는 일반 한의원에서 말하는 폐를 튼튼하게 해줘야 비염이 낫는다는 것과 완전 상반되는 것이다. 실제 천식 환자가 비염으로 이환된다는 보고는 아직까지 없다. 즉 천식이 오래 되고 심해진다고 해서 비염으로 발전하지 않는다는 것이다.

그래서 비염을 치료한다면서 비강 내의 점막의 상태는 보지도 않고 폐만 튼튼하게 하면 코가 저절로 낫는다고 하면 직무유기에 해당한다고 할 수 있다. 실험적으로 그리고 통계상으로도 전혀 근거가 없는 것을 고대 의서에 폐를 튼튼하게 하면 비염을 낫게 한다고 나와 있다는 것만으로 검증하지 않은 한약을 준다는 것은 같은 한의사로서 부끄러운 일이 아닐 수 없다. 폐를 튼튼하게 하는 약은 폐만 튼튼해질 뿐이지 코를 튼튼하게 하지 않는다.

코는 폐에 따뜻하고 촉촉한 공기를 공급하여 자연스러운 호흡을 하도록 해주고 보호해주는 필터의 역할일 뿐이다. 에어컨의 필터가 더러워지면 에어컨의 냉방 기능의 저하를 일으키므로 필터를 항상 청결하게 해주는 것이 에어컨의 성능을 항상 최고로 유지하는 비결이다. 필터가 더러워졌으면 필터를 청소하면 되는 것이지 어떻게 더러워진 필터를 직접 세척하지 않고 에어컨 콤프레서의 성능을 올려서 필터를 세척할 것인가?

폐에 공급되는 공기의 적정 온도는 30~32도, 습도는 60~70%가 항상 유지되어야 한다. 그런 폐에 차고 건조한 공기가 공급된다면 호흡 기능에까지 이상이 생긴다. 이때 폐의 기능을 좋게 해준다고 차고 건조해진 공기가 따뜻해지는 것은 아니다. 폐에 공급되는 공기가 따뜻하고 촉촉하게 유지되도록 하려면 코를 신속하게 치료해줘야 한다. 즉, 직접적으로 코를 치료해야지 폐를 도와준다거나 약해진 면역체계만 강화하는 것으로는 어렵다.

비염을 치료하기 위해서는 무엇보다 생활의 습관을 바꾸는 것이 좋다. 즉 차고 건조한 환경을 따뜻하고 촉촉하게 유지해야 한다. 옷을 평소보다 따뜻하게 입고 거주하는 방의 온도를 평소보다 3~4도 올려주는 것이 좋다. 전기장판으로 등만 따뜻하게 하는 것은 코에 따뜻한 공기를 공급해줄 수 없는 것이다. 그리고 평소 먹는 음식의 종류에는 제한이 없지만 찬 음식은 피하여야 한다. 음료수는 물론이고 아이스크림이나 얼음물은 절대 삼가야 한다. 열이 많은 사람이 갑자기 방안의 온도를 높이고 따뜻한 음식을 먹는 것이 힘들겠지만 반드시 지켜야 하는 것이다.

비강 점막이 항상 유지하고자 하는 60~70%의 습도를 유지하기 위해서는 가습기는 필수이다. 가습기를 대신 할 수 있는 것은 없다. 젖은 수건을 걸어두는 것은 습도 조절에 전혀 도움을 주지 않는다. 실험상 30평 아파트의 작은 방을 기준으로 습도 60~70%의 습도를 유지하기 위해서는 젖은 수건 200장이 필요하다. 그런데 좁은 방에 수건 200장을 어떻게 걸겠는가? 당연히 가습기를 사용하여야 한다.

앞에서 가습기는 세균과 곰팡이를 만드는 기계가 아니라는 설명을 하였다. 살균제를 팔려는 회사의 거짓 선전에 속은 것이다. 사실 그럴 듯한 것 같지만 가습기는 세균과 곰팡이가 생기지 않는다. 세균과 곰팡이가 제로인 수돗물을 가습기에 넣었는데 열도 나지 않는 가습기에서 어떻게 세균과 곰팡이가 배양되겠는가? 세균과 곰팡이가 번식하려면 어느 정도의 열이 나야 하는데 초음파 가습기는 하루 종일 가동해도 전혀 열이 나지 않는다. 즉 물을 데워서 가습하는 것이 아니라 초음파로 물을 진동시켜 수증기로 만들기 때문에 열이 발생하지 않는다. 물통의 미끈한 것은 물때이지 세균과 곰팡이가 아니다. 스스로 습도를 조절하지 못하는 중환자들을 치료하는 중환자실에 가보면 환자 한 명에 1~2대의 가습기를 풀가동하는 것을 흔히 볼 수 있다.

스스로 습도 조절을 못하면 폐에 심각한 문제(폐렴)을 일으키므로 중환자의 가습기 사용은 필수이다. 면역이 약한 중환자에게도 쓸 수 있는 가습기가 어떻게 세균의 온상이겠는가? 그리고 외출 때에는 마스크를 착용하면 코 안에 따뜻하고 촉촉한 공기를 공급해줄 수 있으니 치료에 많은 도움을 받을 수 있다. 사실 초기 비염의 경우는 마스크 한 장으로도 충분히 나을 수 있는 것을 수없이 경험하였다. 비염 환자이면서 당장 가습기를 사용하거나 따뜻한 음식만 먹기 힘들다면 마스크부터 착용해보시라. 그러면 당장 급한 증상이 많이 호전되는 것을 느끼실 수 있을 것이다.

마스크의 착용이 힘든 분들이라면 동네에 있는 목욕탕에 가는 것도 한 방법이다. 당장 불편한 증상은 없앨 수 있다. 목욕탕이 바로 따뜻하고 촉촉하기 때문인데 건식 사우나는 따뜻하기는 하지만 건조하기 때문에 습식 사우나나 온탕에서 반신욕을 적극 권한다. 비염을 치료하면서 진료 때 환자들에게 가장 많이 듣는 것이 바로 목욕탕에 가면 좋아진다는 말이다. 실제로 비염 환자들에게 큰 도움을 줄 수 있다. 저녁에 자기 전에 물을 끓여서 식탁에 놓고 더운 김을 훈증하는 것도 많은 도움을 받을 수 있다.

✱ 비염 자가진단법

아래 증상 중에 해당 사항이 1~2개라면 단순한 코감기 증상이므로 감기 처방을 받으면 된다. 3~7개 해당은 비염이 진행될 가능성이 있기 때문에 정확한 진찰을 통한 조기 치료를, 8~10개 해당은 비염이 이미 진행 중이므로 병원에 내원하여 적절한 치료를 받는다. 단 11~15개 해당은 만성 비염 또는 축농증으로 발전해 있을 가능성이 크므로 빠른 시일 내에 적극적인 치료를 받는다.

① 재채기와 기침을 자주 하고 한 번 하면 연속적으로 한다.

② 가래가 많이 생긴다.

③ 맑은 콧물이 자주 흐르며 아침에 더 심하다.

④ 숨을 쉴 때 코에서 자꾸 소리가 난다.

⑤ 머리가 띵하고 두통이 자주 오며 무거운 느낌을 받는다.

⑥ 코가 자주 막혀서 킁킁거리게 된다.

⑦ 눈 밑에 다크서클이 심하다.

⑧ 코에서 악취가 나는 느낌을 받는다.

⑨ 냄새를 잘 맡지 못한다.

⑩ 코를 비롯하여 눈, 목, 귀 주변이 자주 간지럽다.

⑪ 잘 때 입을 벌리고 자거나 코골이가 있다.

⑫ 과거 또는 현재 아토피 혹은 천식 질환을 가지고 있다.

2장

비염의 종류와 증상들

천식, 아토피, 감기, 비염은 따로 구분하여 치료해야 한다

대부분의 알레르기 치료 전문 한의원에서는 알레르기 비염, 천식, 아토피는 모두 면역질환으로 인식하고, 이 셋은 따로 떼어 놓을 수 없는 질환이라고 보고 있다. 그렇기 때문에 적절한 조기 치료와 함께 체내 면역력을 회복시켜 근본적인 치료를 해주어야 한다고 말하고 있다. 세 가지의 치료법이 같다는 것이다. 세 질환 모두 알레르기라는 말이 앞에 붙어서이겠지만 천식과 아토피 그리고 비염은 원인도 다를 뿐만 아니라 치료약도 완전히 다르다.

천식은 폐 기능의 저하로 오는 것이고, 아토피는 피부의 열로 인한 것이며, 비염은 차고 건조해진 점막의 문제이다. 오히려 아토피와 비염의 원인은 완전 정반대라고 할 수 있다. 비염은 점막을 따뜻하게 해주어야 하고 아토피는 열로 인한 것이므로 따뜻하게 해주면 더 심해지게 된다. 물론 약을 따로 처방하면 두 질환을 동시에 치료할 수는 있다.

천식은 전 세계 3억 명이 앓는 질환이며 국내에서도 이로 인해 해마다 4,000명이 목숨을 잃는다. 부모 모두 알레르기 질환이 있을 경우 대부분 사춘기 이전에 증상이 발현하고 소아 알레르기 환자의 40%는 6세 이전에 증상이 나타난다. 전체 알레르기 환자의 30%에서는 사춘기에 증상이 드러난다. 소아, 청소년에겐 유전적 요인보다 성장하면서 접하는 환경적 요인이 더욱 중요하므로 알레르기 병력이 있는 부모는 자녀에게 천식이나 비염이 생기지 않게 환경 관리를 철저히 해야 한다.

천식의 흔한 원인물질은 집먼지진드기, 곰팡이, 애완동물의 털과 비듬, 바퀴벌레, 꽃가루, 나무, 잔디, 약물, 음식물 등으로 알려져 있다. 적절하게 치료를 받지 않거나 이런 물질에 만성적으로 노출되면 비특이적인 자극, 예를 들어 차고 건조한 공기, 운동, 담배연기, 향수, 매연, 자극적인 냄새, 강한 스트레스 등에 노출될 때도 천식이나 비염이 나타나고 증상을 악화시킨다.

비강 점막은 폐에 공급되는 공기의 온도와 습도를 조절해주는 필터 역할을 한다. 그래서 비염이 심해지면 기관지 과민증이 생기고 기관지 과민증은 천식으로 발전한다. 그래서 비염 환자의 50% 이상이 천식이 있거나 성인 환자의 경우 천식으로 이행할 가능성이 높다. 천식이든 아토피든 비염이든 중요한 점은 이 세 질환의 치료법이 동일해서는 안 된다는 사실이다.

그리고 감기 중에서 코감기와 비염은 증상이 비슷해서 자칫 구분하기 어럽지만 코감기는 비염과는 전혀 다른 원인으로 생긴다. 치료에 있어서. 감기에 걸리면 열이 많이 나므로 열을 없애주는 해열제를 사용하지만, 비염은 몸이 차가워져서 생기는 것이므로 몸에 열이 나도록 하는 약을 사용한다. 즉 감기는 열을 없애주어야 하고 비염은 열을 만들어 주어야 하므로 치료에 상당한 차이가 있다.

이 때문에 전혀 다른 두 가지 병이 코의 한 부위에 겹쳐 나타나게 되면, 치료가 더욱 복잡하고 어려워지게 된다. 코의 건강이 좋지 못한 사람은 비강이 건조해져 바이러스에 노출되기 쉬우므로 보통의 사람들보다 쉽게 감기에 걸리고 잘 낫지도 않는다. 비염 치료 중에 감기에 걸리게 되면, 최대한 빠른 시일 내 감기약을 처방받아 치료해야 한다. 감기는 비염을 악화시키기 때문에 증상이 심해지기 전에 치료해야 빨리 나을 수 있다. 감기와 비염이 복합적으로 작용하면 증상도 심해질 뿐더러 치료도 어려워지기 때문이다.

감기로 오해할 수 있는 급성 비염

급성 비염은 세균이나 바이러스에 의한 감염 때문에 생긴다

재채기, 콧물, 코막힘 중 한 가지 이상의 증상을 동반하는 비점막의 질환을 가리켜 '비염'이라고 한다. 여러 가지 원인이 복합적으로 작용하여 발생하는 경우가 많은데 양상에 따라서 크게 급성 비염, 만성 비염으로 나누고 있다. 원인을 양방적으로 분류해보면 감염성과 비감염성이 있다. 감염성은 바이러스나 세균에 의한 감염이며 급성을 말한다. 비감염성은 바이러스와 세균의 감염이 아닌데 비염의 증상이 있는 것을 말하고 대부분의 증상이 급격하게 나타나기 때문에 만성 비염이라고 할 수 있다.

급성 비염은 바이러스와 세균에 의해 코 안을 덮고 있는 비점막에 발생한 염증성 질환으로 감염성 비염에 속한다. 그 외에 추운 날씨, 낮은 습도, 영양 부족, 과로, 스트레스, 비타민 결핍, 면역 기능 저하 등도 급성 비염에 영향을 주는 것으로 알려져 있다. 다른 환자의 재채기와 기침 등을 통해서 감염이 되기도 하고 입맞춤, 음식, 손의 접촉으로 옮기도 한다.

급성 비염 증상으로는 코가 심하게 건조해지는 것을 시작으로 반복적인 재채기가 나오게 되고 콧물과 코막힘 증상이 심해지면서 냄새를 잘 맡지 못하는 상황에까지 이르게 된다. 약간의 미열을 동반하기도 해서 감기로 오인하기도 한다. 그래서 초기에는 기침, 가래, 콧물 등이 있어도 '감기쯤이야' 하고 버티는 경우가 많은데, 그대로 두다간 오래 되어 만성 염증으로 악화될 수 있다. 즉 염증이 만성으로 바뀌는 것이지 염증으로 인한 급성 비염이 비염증성인 만성 비염으로 이환되는 것은 아니다.

급성 비염을 그대로 두면 만성 비염이 된다?

대부분의 의사들은 급성 비염을 제때 치료하지 않으면 만성 비염으로 간다고 말하지만 이 두 가지는 출발부터 달라서 급성 비염이 만성 비염(비감염성 비염)으로 이환되지는 않는다. 급성의 비염은 대부분 바이러스나 염증이 원인이므로 콧물, 코막힘, 가래, 기침, 몸살, 두통, 발열 등을 동반하면서 1주일에서 10일 정도 소염제를 복용하면 증상이 호전된다. 하지만 만성 비염이라면 재채기, 콧물, 코막힘의 대표적인 세 가지 증상이 주로 나타나지 발열과 통증 그리고 발적과 같은 염증에 의한 증상은 생기지 않는

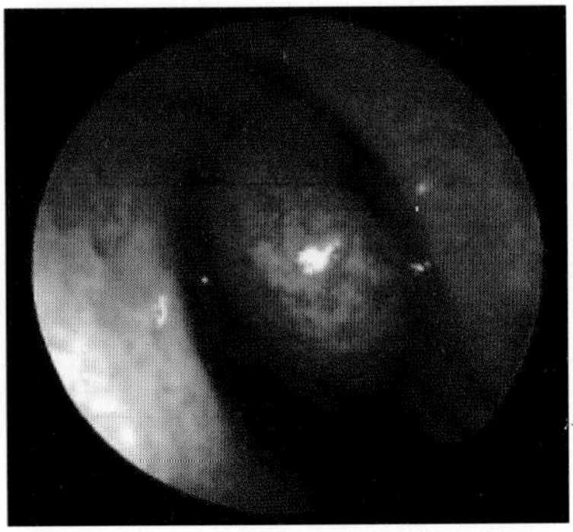

급성 바이러스성 비염

급성 상기도 감염(URI 또는 coryza)의 전구기(prodromal phase) 동안에는 비강을 싸고 있는 점막이 붉어지면서 코는 비정상적으로 개방된다. 그리고 점액이 부족하며 끈적끈적하게 보인다. 이 단계의 환자는 종종 코 안의 가려움 또는 작열감을 호소한다. 이후엔 점막이 충혈되고 물처럼 맑은 점액이 많이 나오게 된다.

다. 즉 만성 비염은 염증으로 생긴 비염이 아니기 때문에 급성 비염이 만성으로 변하지는 않는다.

염증에 의한 급성 비염은 제때 치료하지 않는다고 해서 만성 비염으로 전이되는 것이 아니라 편도선염, 중이염, 인후염, 기관지염, 천식 등으로 이행될 수 있다. 대부분의 급성 비염은 합병증 없이 1~2주가 지나면 증상이 호전되는데 간혹 심해지는 경우 코의 분비물이 목으로 흘러 인두염이 발생하기도 하고, 코와 귀를 연결하는 이관을 통해서 염증이 이환되어 중이염이 생기기도 하고 드물게 기관지염이나 폐렴이 될 수도 있다. 따라서 급성 비염의 경우 호전되지 않으면 그대로 두지 말고 서둘러 병원에서 적절한 치료를 받아야 한다.

✻ 급성 비염의 이행 단계

잠복기
바이러스나 세균의 감염 후 1~3일의 잠복기

▼

전구기
두통, 오한, 근육통, 식욕 저하, 재채기, 코의 자극 등

▼

분비기 또는 발적기
혈관 확장, 비점막 부종, 맑은 콧물 증가, 코막힘, 후각 감퇴 등

▼

증상이 호전되거나 2차 세균 감염으로 누런 콧물, 심한 코막힘 증상

▼

적절한 치료가 안 될 경우, 인두 및 중이, 편도 등의 감염으로 이어질 수 있음

✱ 급성 비염을 예방하기 위한 생활습관

① 환절기에는 사람들이 밀집되어 있는 공간은 피한다.

② 담배연기, 매연, 미세먼지 등을 피한다.

③ 손을 항상 청결하게 유지하고 손으로 눈이나 코를 가급적 만지지 않는다.

④ 온도가 급격하게 바뀌는 환경이나 환절기에는 온도 차의 영향을 덜 받도록 신경 쓴다.

⑤ 충분히 수분과 영양소를 섭취해 준다.

⑥ 스트레스를 덜 받도록 한다.

⑦ 사람들이 많이 모이는 곳에선 마스크를 하거나 외출 후 반드시 손을 씻는다.

지긋지긋한 만성 비염

콧병은 코의 기능에 문제가 생겼다는 신호이다

사람들의 코의 모양은 그 사람이 속한 토양과 기후, 환경에 따라서 콧속의 코뼈나 코 연골의 모양에 따라 다르다. 그래서 동양 사람들의 코는 서양 사람들의 코에 비해 코뼈나 코 연골의 크기가 작고 옆으로 퍼져 있다. 서양 사람들의 코는 특히 코끝이 올라가 있으며 콧구멍 모양도 코끝을 따라 위 아래로 길다.

오랜 세월을 지나오면서 환경에 적응하기에 적합하도록 진화하면서 각기 조금씩 다른 모양을 하게 되었던 것이다. 아프리카에 사는 흑인들보다 서양 사람들의 코가 지금처럼 높아진 것은 아프리카의 초원지대에서 살 때보다 더 잘 공기를 흡입하기 위해서 지금과 같은 모습으로 진화하게 된 것이라고 할 수 있다. 무엇보다도 흡입되는 찬 공기를 효율적으로 데워주기 위해 진화했을 것이다.

이처럼 코는 인간의 생존활동에 있어서 가장 중요한 신체기관이라고 할 수 있다. 그런데 코가 가지고 있는 기능에 이상이 생기면서 콧병이 나는 것 중의 하나가 '비염'이다. 한의학에서는 코가 가지고 있는 이러한 병리적 특성을 '한포열(寒包熱)'이라는 개념으로 정의하고 있다. 한포열이란 '찬 기운이 더운 기운을 감싸고 있다'는 뜻으로, 『동의보감』에서는 '외한(外寒, 바깥의 찬 기운)이 내열(內熱, 코 속의 더운 기운)을 속박한다'는 표현으로 설명하고 있다. 만약에 감기 증상이 지속되는 경우라면 감기라기보다는 비염을 의심해 보아야 한다.

코, 통하지 않으면 아프다(不通則痛)

코의 건강한 생리작용을 방해하는 찬 기운을 없애고 히터의 효율(코의 공기 조절 장치)을 높이기 위해서는 먼저 찬 기운을 피해야 한다. 찬 기운을 피할 수 있는 최선책은 한기(寒氣)에 노출되지 않는 것이다. 찬 공기에 노출돼 코가 고통받는 것은 겨울에만 국한되는 것은 아니다. 최근에는 에어컨 사용으로 인해 여름에도 콧병이 생길 수 있다.

일단 비강 속의 점막이 손상되면서 치료가 이루어지지 않으면 비염 증상이 반복되고 증상이 점점 심해지므로 그렇게 되기 전에 적극적으로 치료를 해줘야 한다. 한의원에 찾아오는 환자들 중에는 수년째 비염 때문에 일상생활을 제대로 해나갈 수 없다고 하소연하는 사람들이 많다.

만성 비염은 급성 비염에 대한 치료보다 불완전하여 비염이 반복적으로 발생하는 경우에 나타날 수 있다. 양방의 일시적으로 증상을 감추는 치료에만 의존하다 보면 점점 심해지게 된다. 대부분의 만성 비염 환자들은 증상의 경중에서 차이가 날 뿐 비슷한 증상들을 보이고 있다. 코막힘이 주된 증상으로 좌우가 교대로 막히다가 심해지면 양쪽 코가 모두 막혀 숨쉬기도 힘들어진다. 그래서 입을 통해 숨을 쉬는 환자들이 많다. 비강의 분비물이 뒤쪽 콧구멍인 목으로 흘러내리는 경우가 많이 발생하는데, 이를 후비루(帿鼻漏)라고 한다.

일반적으로 비염이라고 부르는 경우는 보통 만성 비염을 의미한다. 대부분 열이 많은 사람들이 답답하다고 몸을 차게 하고 건조하게 방치해서 발생한다. 간혹 차거나 건조한 환경에서 생활하는 사람들에게서 흔히 발생한다. 만성 비염이 되면 계속해서 코가 막히기 때문에 어떤 일에 집중하기가 어렵고 만성 피로와 불쾌감이 뒤따르게 된다. 그리고 산소 부족, 고혈압, 동맥경화, 코골이, 기억력 및 집중력 저하가 나타날 수 있으며 특히 청소년의 경우 학습 능력이 떨어지게 된다. 비염에는 비후성 비염, 혈관 운동성 비염, 약물성 비염이 있다.

✽ 만성 비염의 주요 증상들

① 코 안의 건조함과 그로 인한 작열감, 가려움

② 재채기, 맑은 콧물, 코막힘, 코막힌 소리

③ 맑은 콧물이 점차 끈적끈적하면서 누런 콧물로 변함

④ 입병 및 입마름증

⑤ 심해지면 입으로 호흡하게 됨

⑥ 만성 피로

⑦ 집중력과 기억력 감퇴

⑧ 잠을 자고 나도 개운하지 않음

⑨ 비강 점막의 건조로 인해서 콧물이 목으로 쉽게 넘어가지 않고 목에 걸리는 후비루로 가래가 뱉어지지도 않고 삼켜지지 않아서 종일 가래를 뱉어내야 한다.

✽ 만성 비염의 종류

① 비후성 비염(肥厚性鼻炎)

코의 내부에는 상, 중, 하에 3개의 비갑개가 있는데 이 중에서 특히 하비갑개가 커져 있는 상태를 비후성 비염이라고 한다. 점막이 붓게 되면 코막힘이 생기는데, 비염 환자들이 가장 불편해하는 대표적인 증상이다.

② 혈관 운동성 비염

갑작스러운 코막힘 증상이 나타나면 혈관 운동성 비염이라고 말할 수 있다. 그러나 이것은 과거에 많이 사용하던 병명으로 이 말만 놓고 볼 때는 자칫 전체 혈관운동이 시원치 않아 생기는 병으로 오해를 살 수도 있다. 그러므로 최근에는 '특발성 비염'이라는 새로운 병명으로 불리기 시작했다. 이는 사실 혈관 수축제를 사용하면 혈관이 줄어드는 것이 보통인데 반대로 수축제에 대항하여 혈관이 팽창해진 비염이다.

③ 약물성 비염

비점막 수축제로 사용이 되는 약물이 비점막의 혈관에 존재하는 수용체에 작용하여 비점막의 혈류를 감소시키게 된다. 약물로 인한 부작용은 비점막의 위축을 일으켜 약물성 비염을 일으킨다. 그러므로 약물은 급성기에 최단기간 사용하고 중단하는 것이 좋다. 실제로 코에 뿌리는 약물은 일주일 사용하면 약물성 비염을 일으키지만 이런 위험을 경고해주는 의사는 거의 없는 실정이다.

그 약물을 사용하지 않으면 코막힘을 해소할 약이 없기 때문에 부작용이 생기는 것을 뻔히 알면서도 스프레이를 줄 수밖에 없기 때문이다. 실제 내가 치료한 환자 중에 코가 막혀서 30년간 하루에 2~3번씩 스프레이를 뿌리지 않으면 견딜 수 없다는 환자가 있었는데 한 번도 주의나 경고를 받지 않았다고 한다. 일주일만 사용해도 약물성 비염이 생긴다는 것을 30년을 사용하게 하였으니 그 환자의 코 안은 어떻게 되었겠는가?

심한 코막힘을 동반하는 비후성 비염

비후성 비염의 코막힘, 강제로 뚫어선 안 된다

비후성 비염은 하비갑개가 비후되어 비폐색, 비루, 후각장애가 발생하는 질환으로 방치하게 되면 점막의 비후가 코를 좌우로 구분하는 비중격을 침범하여 물렁뼈로 된 비중격을 굽게 만들어 비중격 만곡증을 일으킨다. 즉 코뼈가 굽어서 한 쪽은 넓어지고 한 쪽은 좁아져서 비강의 공기 흐름을 방해하여 심한 코막힘을 초래하게 된다. 특히 하비갑개(코의 아래 선반)가 두꺼워져서 코가 막히게 된 비폐색으로 인해 코를 풀어도 콧물이 밖으로 잘 나오지 않고 뒤로 흘러들어가 콧물을 목으로 넘겨서 다시 이것을 입안으로 들이마신 다음 입으로 내뱉는 방법을 쓰기도 한다.

점막이 커지면 비강을 좌우로 나누는 비중격까지 밀어서 굽게 만드는데 이것을 비중격 만곡증이라고 한다. 비중격은 물렁뼈로 되어 있기 때문에 쉽게 굽는다. 비중격 만곡증이 생기면 한 쪽 코는 넓어지고 반대쪽은 좁아져 좁아진 쪽의 공기 흐름을 차단해서 코막힘이 더 심해진다.

대부분의 의사들이 만곡증이 생기면 수술로 굽은 뼈를 바르게 하는 수술을 권하지만 굽어진 비중격을 바로 편다고 부은 점막이 줄어들지는 않는다. 그래서 부어 있는 점막을 레이저나 고주파로 줄이기도 하면 오히려 의인성 비염(의사가 만든 비염)이 생기게 되어 수술이 비염을 더욱 악화시키는 결과를 초래할 수도 있다. 또 사실 비중격을 바로 편다고 그것이 영원히 바로 서 있는 것은 아니다. 수술 후 작은 충격에도 비중격은 다시 굽어버리게 되므로 좋은 치료법이라고 하기 힘들다.

비후성 비염의 대표 증상이 코막힘인데 이는 환자들이 가장 불편해하므로 의사나 한의사들이 모두 코를 뚫어주는 것에 우선을 두어서 무리하게 스프레이나 약물로 비강에 직접 자극을 주어 약물성 비염을 일으키는 부작용이 속출하는 것이다. 사실 환자의 입장에서는 코막힘만 해결하면 모든 비염이 낫는다고 생각하지만 그 치료의 결과를 내시경으로 찍어서 직접 보여주게 되면 큰 충격을 받곤 한다.

커진 비후성 비염은 따뜻하게 하면 줄어든다

양방에서는 증상이 심하지 않으면 약을 발라 비후를 축소시키는 처방을 하지만 재발이 잘 되므로 두꺼워진 코의 선반(부은 비갑개)을 절제하는 방법을 쓴다. 그러면 비갑개의 전체 크기는 줄일 수 있어서 우선은 공기의 흐름이 좋아져 코막힘이 개선되겠지만 비갑개의 습도 조절을 할 점막의 면적이 줄어들어 코는 뚫렸는데 환자는 결국은 비갑개가 건조해져 역설적으로 코가 막힌다고 한다.

최근에는 비갑개 절제술의 부작용으로 메스나 레이저로 잘라내지 않고 고주파로 비갑개를 줄이는 수술을 시행하지만 결과는 절제술과 마찬가지로 코가 더 막히게 된다. 하지만 이런 방법은 치료라고 할 수조차도 없다. 점막이 커진 원인을 제거하면 그 점막은 저절로 줄어들게 되는데 이것이라 말로 진정한 치료라고 할 수 있다.

찬 공기에 노출되어 비갑개가 붓게 되면 코가 막히게 되고 답답해지므로 찬 환경을 개선해주지 않고 오히려 답답함을 해결하려고 더 차갑게 해줌으로써 점막은 점점 더 부어올라 악순환을 거듭하게 되어 숨을 쉬기 힘들게 된다. 코막힘이 밤에 더 심하기 때문에 수면 중 호흡에 곤란을 겪고 있다. 점막이 붓게 되면 히스타민이 많이 분비되어 맑은 콧물이 많이 나오고 상당 부분 목 뒤로 코가 넘어가기 때문에 가래의 양이 많아진다.

대부분의 초기의 코막힘은 점막에서 분비되는 분비물 때문인데 코를 풀어 그 분비물이 없어지면 코막힘이 소실된다. 하지만 비후성 비염에 의한 코막힘은 분비물이 없어지더라도 비강 구조의 변형에 의한 것이므로 계속 코가 막히게 된다. 이런 코막힘은 코 속의 군살이 원래대로 줄어들어야지만 코막힘이 개선되므로 인위적으로 '절제'를 하는 방법이 아닌 치료를 통하여 군살이 줄어드는 방법의 치료를 해줘야 한다. 사실 초기의 점막 부종은 따뜻하고 촉촉하게 해주는 마스크 착용만으로도 쉽게 해결이 가능한 경우를 23년간 비염만 치료해 오면서 수없이 경험하였다.

외부 자극에 과민반응하는 혈관 운동성 비염

비강 점막은 민감하여 작은 자극에도 문제가 생긴다

갑작스러운 코막힘 증상이 나타나면 혈관 운동성 비염이라고 말할 수 있다. 과거에 만들어진 병명이다 보니 이 말만 놓고 볼 때는 자칫 전체 혈관 운동이 시원치 않아 생기는 병으로 오해를 살 수도 있다. 그러므로 최근에는 '특발성 비염'이라는 새로운 병명으로 불리고 있다. 대개는 혈관 수축제를 사용하면 혈관이 줄어드는 것이 보통인데 반대로 수축제에 대항하여 혈관이 팽창해진 비염을 가리킨다.

혈관 운동성 비염은 비점막의 지나친 부교감신경이 자극이 되면서 나타나는 것으로 점막 부종 및 콧물의 증가를 초래한다. 즉 쉽게 말하면 비강 점막이 부었을 때 혈관 수축제를 뿌리면 부은 점막의 혈관이 수축되어 부어 있는 갑개의 크기가 일시적이나마 줄어들어서 숨을 쉴 수 있게 해주지

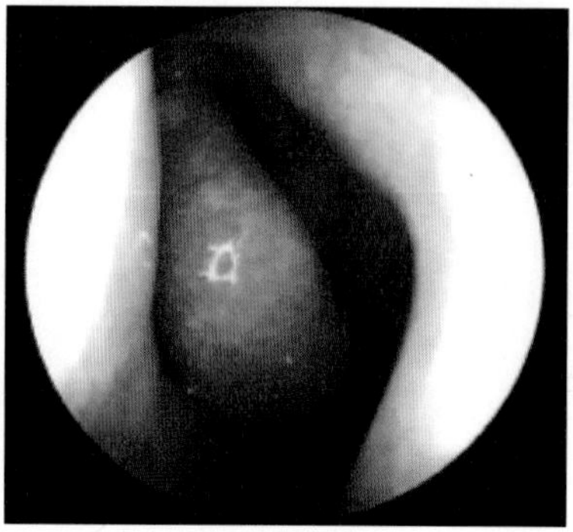

혈관 운동성 비염

혈관 운동성 비염은 코점막의 이상 과민반응으로 발생한다고 알려져 있다. 혈관 운동성 비염의 특징은 아래 코의 선반인 하비갑개의 충혈을 동반한 비충혈과 맑은 콧물이다.

만 갑개가 역으로 더 부어올라서 부은 갑개에 모세혈관이 확장되어 붉어지고 더 붓게 되어 점막이 부으면 히스타민이 다시 증가하여 콧물이 비정상적으로 많이 분비되어 콧물을 줄줄 흘리는 증상이 생기게 된다.

점막이 부으면 이로 인해 부비동의 자연 개구부(부비동이 비강으로 통하는 구멍)가 막혀 환자에게 두통, 재채기, 안면 중압감 등의 증상이 나타나게 된다. 반면에 알레르기 비염에서 자주 나타나는 증상인 재채기, 눈과 코의 가려움증은 잘 나타나지 않는다. 혈관 운동성 비염은 특이 항원에 의한 자극이 아니라 술이나 맵고 짠 음식, 강한 향기가 나는 향수나 담배연기, 급격한 온도 변화나 감정의 변화, 온도와 기후의 변화 등 비특이적 외부 자극 요인에 의해 더욱 더 비강 점막이 과민하게 반응하여 증상을 악화시킨다. 비강 점막 내에 점액선의 분비를 담당하는 콜린성 자극이 증가되어 있거나 과민하게 반응하는 뉴런(신경세포)의 이상 등으로 인해 혈관 운동성 비염이 발생한다고 알려져 있다.

점막의 상태(부어 있는지 또는 위축되어 있는지)를 살펴보고 알레르기나 부비동염(축농증)이 있는지 확인한다. 부비동염 동반 여부는 비강 내시경 검사로 확인할 수 있다.

약물 치료의 부작용이 부른 약물성 비염

아무 약이나 뿌리고 바르는 건 코에 독이 될 수 있다

일반적으로 양방 이비인후과에서 비염을 치료하는 데에는 회피요법, 약물요법, 면역요법, 수술 등이 있다. 회피요법은 가장 기본적인 치료법으로 알레르기 유발물질을 피하는 것이다. 약물요법에는 국소용 비강 스테로이드제, 항히스타민제 등의 약품을 사용한다. 그리고 점막의 부종을 해결하기 위해서 혈관 수축제와 스테로이드가 들어 있는 뿌리는 스프레이를 사용한다. 그리고 면역요법으로는 알레르기 유발물질을 소량 투여해 농도를 높이면서 면역반응을 조절해준다.

약물성 비염은 비점막 수축제로 사용되는 약물의 부작용으로 생기는 비염으로서, 비점막 수축제로 사용이 되는 약물이 비점막의 혈관에 존재하는 수용체에 작용하여 비점막의 혈류를 감소시키는 질환이다. 내원하는 환자들의 대부분이 약물성 비염이지만 이런 병명을 이비인후과에서 진단받기는 상당히 어렵다. 뿌리는 스프레이의 부작용으로 온 것이기 때문에 의사가 사용상의 주의를 주었어야 함에도 불구하고 그러지 못해서 생긴 것이라 의사 스스로의 과오를 인정하는 진단을 할 수 없기 때문이다.

다시 말하면 코를 뚫어주는 스프레이는 혈관 벽을 위축시켜 항온항습해야 할 점막의 크기를 줄여버려서 일주일 이상 사용을 금하는 부작용이 심각한 약물이다. 하지만 이 약물의 부작용을 미리 설명해주는 의사들은 드물다. 이 약물이 아니면 코를 뚫어줄 약이 없기 때문이다. 뿌리는 스프레이에는 혈관 벽을 위축시키는 약물뿐만 아니라 스테로이드가 들어 있기 때문에 장기간 사용은 면역저하를 초래하는 부작용도 심각하다.

약물로 인해서 점막이 줄어들었다고 해서 약물성 비염인데 이 약물성 비염도 위축성 비염에 속한다. 아주 간혹 비염이 오래 지속되어 점막이 저절로 위축되는 경우도 있는데 사실 비염 환자 중에 뿌리는 스프레이를 써보지 않은 환자는 거의 없기 때문에 점막의 위축이 저절로 생겼다고 하기에는 무리가 있다.

그런데 약물요법 중 뿌리는 스프레이를 일주일 이상 사용하게 되면 코의 점막이 약해질 뿐만 아니라 특히 혈관 수축 작용을 하는 약의 경우엔 고혈압과 심장 질환자에게 부정맥을 일으킬 수 있으며 당뇨병이나 녹내장, 갑상선기능항진증 환자, 임신부에게도 약물 부작용이 올 수 있으므로 비염의 약물 치료는 신중해야 한다.

점막 위축과 코가 건조해지는 위축성 비염

코의 점막이 훼손되면 코의 습도 조절에도 문제가 생긴다

위축성 비염은 비점막과 골조직의 위축으로 발생된다. 비염이 오래 되어도 점막이 위축되어 생기지만 대부분은 뿌리는 혈관 수축제의 과도한 사용과 수술 후에 많이 나타난다. 수술로 부은 점막을 절제하게 되면 점막이 커져서 분비되는 콧물이나 재채기는 잘 나타나지 않지만 습도와 온도를 조절해야 할 점막이 없어졌으니 코가 건조해지고 악취가 나는 증상이 후유증으로 생긴다. 습도 조절이 전혀 이루어지지 않아 코 전체가 건조해지고 조여드는 느낌이 마치 코가 막히는 느낌과 거의 유사하다. 이는 겨울철에 얼굴을 비누로 씻고 로션을 바르지 않았을 때 얼굴이 당기는 것처럼 코 안의 건조감이 마치 코가 막히는 느낌과 같은 것이다.

코가 건조해지면 입은 물론이고 목구멍까지 건조해져 일상생활의 불편은 물론 건조한 것을 좋아하는 바이러스가 무방비로 기관지로 쉽게 침입하게 된다. 사실 코 점막이 습도 조절을 잘하게 되면 코에서부터 목과 기관지까지 항상 60~70%의 습도를 유지하게 되고 이 습도는 바이러스가 쉽게 들어오지 못하게 하여 우리 몸 중에서 1차적으로 바이러스를 막아주는 관문의 역할을 하게 된다.

겨울철과 환절기에 감기에 잘 걸리는 것은 추워서이기도 하지만 겨울철 최저 습도는 서울의 경우 10% 이하로 낮기 때문에 비강 점막의 인후부가 60~70%의 습도를 적절하게 유지하고 있다면 바이러스는 인후를 통과하지 못하게 된다. 하지만 비강 점막의 건조로 인후부가 적절한 습도를 유지하지 못하게 되면 바이러스가 쉽게 기관지로 유입되어 감기에 걸리게 된다.

일반적으로 양방에서는 아래 콧살이 비대해지고 코막힘이 심해지면서 약물로도 효과가 없으면 수술을 시행한다. 그런데 이렇게 콧살을 잘라내면 줄어든 점막은 재생되지 않고 더욱 더 쪼그라들면서 위축되어 온도와 습도 조절에 치명적인 결함을 초래하게 된다. 이런 위축성 비염을 적출술 후 의인성 비염이라고 한다. 의인성 비염은 다름이 아니라 의사가 만든 비염이라는 뜻이다. 물론 수술하지 않았는데도 비염이 오래 되면 위축성 비염이 생기는 경우도 간혹 있기는 하다.

수술이 근본 해결책 아닌 부비동염

부비동은 비어 있어야 한다

코뼈 주위에는 동굴처럼 비어 있는 구조물인 상악동, 사골동, 전두동, 접형동이라고 하는 부비동이 네 군데 있다. 부비동은 원래 비어 있으며 안에 아무런 구조물이 없어서 염증이 생기지 않는다. 각 부비동마다 좁은 구멍이 비강 점막으로 뚫려 있는데 이 구멍을 통해서 공기가 들어갔다 나갔다 하면서 성대를 울린 소리가 부비동을 진동하여 북처럼 울리게 하여 사람 목소리를 분명하게 해주는 공명장치를 하는 기능이 있다.

부비동이 있음으로 해서 두개골 내부에서 머리에 가해지는 충격이 감소되고, 재채기나 코를 풀 때처럼 비강 내에 갑작스레 압력이 가해지는 경우 이를 완충해주는 역할을 하기도 한다. 또한 노래를 부르거나 말을 할 때 울림통 역할을 해주고, 인체 내로 들어오는 공기를 적절히 조절해주는 등의 역할을 해준다. 그리고 여러 이유로 과도하게 생기는 분비물을 일시적으로 저장하는 역할도 있다.

비강 점막이 붓게 되면 히스타민이 분비되면서 콧물이 나오게 된다. 그 콧물이 과도해지면 콧물을 풀거나 목으로 삼킬 수도 있다. 하지만 일부는 비강으로 뚫려 있는 부비동의 좁은 구멍이 모세관처럼 콧물을 빨아 당겨 텅 빈 부비동에 저장하였다가 배출하는 일시적인 콧물 저장 기능을 하기도 한다. 그 상태를 '빈 공간에 농이 고였다'고 축농증이라고 하는데 부비동에 들어간 농이 한참 만에 나오게 되면 누래지고 잠깐 동안 들어갔다가 나오게 되면 덜 누래진다. 이는 감기에 걸렸을 때 누구나 경험할 수 있는 증상이다. 코감기에 걸려서 오랫동안 낫지 않으면 누런 코가 나온 경험이 누구나에게 있다. 그 누런 콧물이 바로 부비동에 들어갔다가 나온 것이다.

그런데 점막의 부종이 일시적이 아니라 지속적이라면 들어간 콧물이 구멍이 좁아져 비강으로 자연스럽게 배출되지 않게 되는데 이것을 양방에서는 부비동에 생긴 염증이라고 하여 부비동염(일명 축농증)이라고 하지만 이것 역시 비염이 염증이 아니듯이 부비동염도 염증이 아니다. 즉 부비동에 염증이 생겨서 농이 저절로 부비동에서 생긴 것이 아니라 정상적으로 들어간 콧물이 비갑개가 부어서 구멍이 좁아져 나가지 못하고 갇혀버린 것이다. 그래서 비염이 염증이 아니듯이 부비동염도 염증이 아닌 것이다.

즉 부비동염으로 인한 고열, 통증은 물론이고 발적조차도 없다. 염증의

4대 요인이 하나도 없는데 누런 콧물이 나온다고 염증이라고 규정짓고 소염제를 아무리 강하게 복용하여도 낫지 않는다. 만약 비염과 부비동염이 염증이었으면 소염제로 당연히 나아야 하는 것이다. 여기에 콧물이 갇혀 나오지 못하면 두통이 오면서 머리가 무겁기 때문에 집중력이 감퇴된다. 특히 공부하는 학생들인 경우에는 더욱 더 이 문제로 고통을 많이 느끼게 된다.

축농증, 수술은 답이 아니다

코가 막혀서 숨을 못 쉰다는 분들이 우리 주위에는 의외로 많다. 일단 코가 막히면 코로 호흡하기가 곤란해서 입으로 숨을 쉬게 된다. 입으로 숨을 쉬게 되면 건조하고 차가운 공기를 직접 들이마시게 되어, 입안이 건조해지고 목병이 걸리기 쉬우며, 코를 고는 원인이 되기도 한다. 그렇게 되면 후각도 둔해지며 두통이 오기도 한다. 또 피로해지기 쉽고 일의 능률도 오르지 않으므로 신경질적인 성격으로 변하는 경우도 많다. 감기 증상이 평소보다 심하거나 열흘 이상 지속될 때 축농증을 의심해 보아야 한다.

축농증의 흔한 증상으로는 딱딱하고 누런 콧물이 지속적으로 나오고, 두통, 안면 충만감, 충혈, 피로감과 발열 등을 호소하기도 하며, 기침은 낮에도 하지만 콧물이 뒤로 넘어가서 밤에 많이 하여 2~3주 이상 계속 되

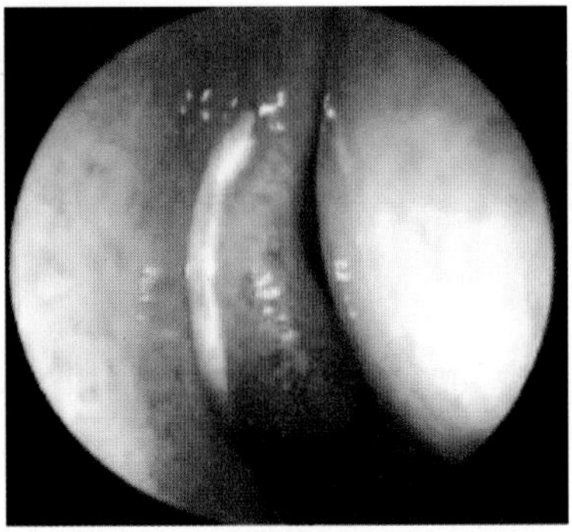

급성 축농증_급성 위턱굴(상악동)염

이 환자의 경우 만성적인 좌측 상부비동, 전두동의 감염이 왼쪽 중간 코 선반(중비갑개)과 동반하여 나타나고 있다.

는 만성 기침을 유발하기도 한다. 하지만 잘 낫지 않는 축농증도 한방에서는 수술 없이 쉽게 치료할 수 있으니 수술을 권유받았다고 해서 무조건 수술부터 감행하고 보는 우를 범하지 않는 게 좋다.

축농증의 확실한 치료란, 비강으로 통해 있는 좁아진 구멍을 열어줌으로써 부비동에 갇혀 있던 누런 콧물을 자연스럽게 배출시켜주는 것이어야 한다. 그런데 양방에서 축농증 치료로 시행하고 있는 수술이란 비염 수술과 마찬가지로 축농증의 모든 문제와 증상을 소멸시켜주는 것이 아니라 그저 농을 빼내기만 하는 것이다. 그럴 수밖에 없는 것이 현재까지 양방에서는 그걸 가능하게 해주는 약물도 없고 다른 치료책(수술법)도 없기 때문이다.

그렇기 때문에 부비동의 입구 뼈를 제거하여 통로를 강제로 넓혀서 농을 배출시킨다. 이런 처치는 구멍 자체가 넓어지면서 자연스럽게 일어난 일이 아니기 때문에 '부비동엔 콧물이 고이지 않게 될지라도' 부비동이 더 이상 제 역할을 할 수 없게 된다. 수술을 받는 환자의 입장에서는 축농증 수술을 받으면 자신이 앓는 모든 증상이 없어지는 줄 알지만 결과적으론 부비동에 갇혀 있는 농을 빼내는 것만이 수술의 목적이 되었으니 답답하고 억울한 일이 아닐 수 없다.

팔당댐의 물이 오염되었다면 수문을 열어서 오염된 물을 방류하면 되는데 수문 여는 방법을 모른다고 댐을 아예 폭파한다면 그 댐이 애초에 만들어진 본연의 기능은 불가능해진다. 현재 양방에서 이루어지고 있는 축농증 수술이 그런 이치와 같다. 댐은 시간을 들여서 다시 건설하면 되겠지만 한 번 제거한 부비동 입구의 뼈는 재건할 수도 없는데 이를 어찌할 것인가?

✤ 축농증의 대표적인 증상들

① 누런 콧물

② 안면 충만감, 충혈, 피로감, 발열 등

③ 콧물이 뒤로 넘어가서 밤에 더 잦은 기침

④ 두통이 있고 머리가 무겁다

⑤ 심한 콧물

⑥ 코막힘

⑦ 예민해지고 신경질이 늘어난다

⑧ 기분 저하, 우울

⑨ 피로, 기억력 감퇴, 집중력 저하, 주위 산만

⑩ 기타 ; 불안, 불면, 식욕부진, 편식, 기침, 가래, 후각 감퇴, 발성장애, 코골이, 구강호흡 등

축농증이 사춘기에 미치는 영향

코는 냄새만 맡기 위하여 존재하는 것은 아니다. 폐가 숨을 쉬면 공기가 모두 코를 통해서 들어오는데 비강 점막이 부어서 공기의 유입이 힘들어지면 어떨까?

갑갑한 기분과 함께 머리에 산소가 충분히 공급이 되지 않으니 생활할 때 불편함이 많다. 냄새도 마찬가지다. 우리는 냄새를 맡게 되면 그 정보가 먼저 정서, 감정 및 본능에 관계하는 대뇌변연계라는 곳으로 바로 들어가 자극을 주게 되며 이렇게 후각에 의해 흥분된 변연계는 감정을 느끼게 하고 호르몬을 자극하여 인체에 다양한 형태로 자극을 주게 된다. 여성의 향기에 남성이 예민하게 반응을 하는 것과 같은 현상이 일어나기도 하고, 명상을 할 때 향을 피우는 것도 마음을 안정시켜 몸의 긴장을 풀어주는 작용을 하기 때문이다.

이렇게 대뇌변연계라는 곳은 호르몬의 기능과 자율신경계의 작용에 밀접한 영향을 미치며, 인간의 잠재의식을 자극하는 기능을 하게 되는데 이곳을 가장 적절하게 자극할 수 있는 수단이 바로 후각을 통한 자극이다. 하지만 이 냄새를 맡지 못한다면 어떨까?

예로부터 서양에서는 아로마요법이라는 향을 이용한 치료가 있었고, 동양에서도 선비들이 공부할 때 항상 향을 피워 정신을 맑게 하였다. 그러나 사춘기 이전에 비염이나 축농증으로 코 안이 만성적인 염증에 시달리고 콧물이나 코막힘으로 인하여 후각 기능에 장애가 생기게 되면 자연 대뇌변연계에 적절한 자극을 주지 못하고 대뇌변연계가 성숙되는 기회를 놓치게 된다.

사춘기 변연계의 미성숙은 감정을 메마르게 만들고 인격 형성에 장애를 주어 원만한 대인관계를 형성하는 데 문제를 일으키게 되는 것이다. 이러한 과정이 반복되면 방안에 홀로 있으며 타인과 대화하기를 싫어하고, 아름다운 장면이나 감동적인 이야기에도 반응을 하지 못하는 사람이 될 수가 있다. 그렇기에 후각은 초기에 이상이 없도록 하여야 한다.

그리고 비염과 축농증으로 코가 막히면 적절한 산소 공급이 이루어지지 않고 정상적인 수면을 취하기 어려워져서 결국은 뇌하수체에서 성장 호르몬이 정상적인 분비가 이루어지지 않아서 성장 둔화를 초래한다. 성장기에 비염에 걸려 있으면 예정된 성장치보다 평균 5cm가 덜 자란다는 통계가 있다. 그리고 코막힘은 정서불안과 집중력 장애를 초래하여 학습장애를 일으켜 평균 5점 정도 성적 저하를 가져오게 된다고 한다.

✻ 축농증의 원인

① 비염의 원인과 같다. 즉, 비강 점막이 차고 건조한 공기에 과부하가 걸려서.

② 비염으로 인하여 점막 부종이 발생하면서 비강으로 통하는 구멍이 막혀서 들어온 분비물이 제때 비강으로 배출되지 않고 축농증으로 발전해서.

③ 드물기는 하지만 바이러스나 세균 감염에 의한 급성 축농증.

④ 비염의 치료가 제때 이루어지지 못해서.

⑤ 대기오염, 화학적 자극, 담배연기, 술, 건조한 공기 등의 원인으로 인해서.

⑥ 해부학적 이상으로서 만곡된 쪽에서 부비동 배출구의 일부 또는 전체가 폐쇄되어 축농증이 악화될 수 있다.

아이들이 축농증에 더 잘 걸린다

국민건강보험공단의 진료 통계에 따르면 2012년 기준 한 해 축농증 환자는 모두 563만8,380명으로, 이 중에서 31.6%인 178만2,654명이 9세

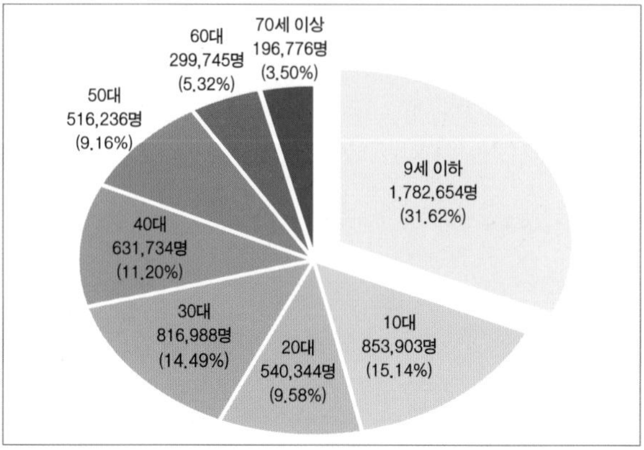

세대별 축농증 환자 비율

이하 소아·아동이었다. 축농증 환자 3명 가운데 1명은 10살이 되지 않은 어린아이들인 것이다. 9세 이하 남·여아 10만 명당 환자 수를 따져보면, 남아와 여아 환자가 각각 3만9,869명과 3만7,657명으로 추산됐다. 9세 이하 10명 가운데 4명이 1년에 한 번 정도는 축농증 때문에 병원을 찾았다는 걸 알 수 있다.

양방에서는 부비동염(축농증)은 감기 합병증으로 나타나는 경우가 많고 아이들은 성인보다 면역력이 약해 감기에 더 잘 걸리기 때문에 축농증이 더 많이 발생한다고 보지만 사실은 소아의 경우 어른보다 점막의 능력이 좋기 때문에 쉽게 줄어들지 않는다. 즉, 감기에 걸리게 되면 점막은 붓게 되고 점막이 붓게 되면 히스타민이 분비되어 분비물이 많이 나오게 되는

데, 많아진 분비물(콧물)은 일시적으로 부비동의 구멍을 통해서 부비동으로 들어가 일시 저장을 하게 된다. 이 부비동의 콧물 저장 기능은 평소에도 이루어지는 것으로 비강에 콧물이 적어지면 비강으로 다시 배출하게 되는데 콧물이 들어간 구멍이 점막의 부종으로 막혀버리면 나오지 못하고 갇혀버리게 된다.

이것이 바로 농이 고여 있다고 해서 축농증이라고 한다. 아이들의 경우 점막의 기능이 좋아서 어른보다 콧물 분비가 더 왕성하고 점막이 싱싱하기 때문에 어른들처럼 금방 위축되는 것이 아니라 오히려 더 붓게 되면서 구멍을 막아서 축농증이 잘 걸리는 것이다. 2008~2012년 진료 통계를 바탕으로 시기별 축농증 환자 현황을 분석한 결과, 주로 감기가 유행하는 환절기(3·4·12월)에 축농증 환자가 많았다.

✻ 축농증 예방을 위한 생활 수칙

① 비염의 원인 물질이나 환경에 노출되지 않도록 한다.

② 과로를 피하고 체력을 보강한다.

③ 외출할 때는 마스크를 착용하여 습도를 유지해주고 코를 따뜻하게 해준다.

④ 찬 음식은 피하고 따뜻한 음식을 먹는다. 특별히 돼지고기, 닭고기, 밀가루 등 음식을 가려먹지 않아도 된다.

⑤ 과일과 채소와 해조류를 많이 섭취하고 편식하지 않는다.

열 명 중 한 명이 시달리는 알레르기성 비염

10명 중 1명이 갖고 있는 알레르기성 비염

환절기가 되면서 일교차가 커져서 비강 점막이 그 일교차에 따른 온도 변화에 빠르고 정확한 대처를 하지 못하게 된다. 특히 아침의 찬 공기는 콧물, 재치기를 유발하고 이로 인하여 코가 막혀 집중력이 떨어지는 등의 증상으로 엄청난 고통을 겪게 된다. 이런 알레르기성 비염은 우리나라 인구에서 10명 중 1명꼴로 가지고 있는 것으로 알려져 있을 만큼 많은 사람들이 시달리고 있는 질환이다.

대한알레르기학회의 보고에 의하면 알레르기성 비염의 유병률은 남여 모두에게서 10% 정도에 이른다. 국민건강보험공단 통계에 의하면, 최근 5년간(2008~2012년) '계절성 알레르기성 비염' 질환 치료로 의료기관에 내원한 환자 수는 2008년에 45만7,032명에서 2012년에 59만60명으로 최근

5년간 연평균 6.6%가 증가했다. 미국의 경우는 더 심해서 알레르기성 비염 환자 수는 전 인구의 약 20~30%인 것으로 추정하고 있다.

국민건강보험공단이 최근 5년(2008~2012년)간 계절성 알레르기성 비염 환자의 건강보험 진료비 지급 자료를 분석한 결과 9~10월 환절기에 '알레르기성 비염' 환자가 급증하는 것으로 나타났다. 9월 환자 수는 여름철에 비해 3배 이상, 심지어 꽃가루가 날리는 봄철과 비교했을 때도 2배 이상 많았다. 비염 환자가 9월부터 급증하는 이유는 이때부터 심한 일교차가 생기고 건조해지기 때문이다.

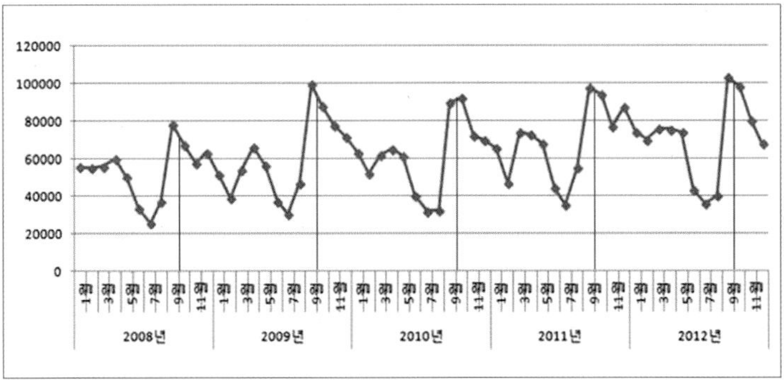

알레르기성 비염의 월별 환자 추이

알레르기성 비염의 경우는 환절기가 시작되는 9월부터 비염 환자가 급증하지만 건강보험심사평가원이 지난 5년(2009~2013년)간 알레르기성 접촉 피부염 환자 수를 월별로 분석한 결과 비염과 정반대로 진드기, 곰팡이, 꽃가루가 성행하는 장마철에 극성을 부리고 환절기가 시작되는 9월부터 급격하게 줄어드는 것을 볼 수 있다.

비강 점막의 온도와 습도 조절 과부하로 인한 비염은 습도와 온도가 높아지는 6~8월에 급격하게 줄어든다. 반면 피부염은 진드기, 곰팡이, 꽃가루가 급격하게 늘어나는 6~8월에 환자가 급증하게 된다.

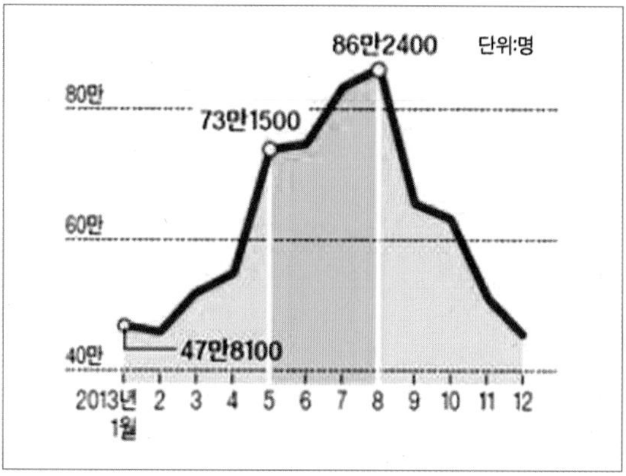

알레르기성 피부염의 월별 환자 추이

알레르기성 비염은 어느 연령에서나 발생될 수 있지만 특히 소아기나 청소년기에 자주 발생하며, 통년성 알레르기성 비염과 꽃가루 알레르기성 비염이 가장 많이 발생하는 연령은 9~10세로 보고되고 있다. 알레르기성 비염은 남성보다 여성에게 더 많이 나타나고 50대 이상에서 점차 감소하는 경향을 보인다. 시골보다 도시생활을 하는 사람들에서 더 많이 발생한다.

서양의학에서 알레르기 비염은 알레르기성 피부염(아토피성 피부염), 알레르기성 결막염, 알레르기성 천식과 함께 알레르기에 의한 대표적인 4대 질환으로 분류되고 있다. 알레르기성 비염을 일으키는 항원으로는 곰팡이, 집먼지진드기 등을 내세우고 있다. 그렇지만 곰팡이와 집먼지진드기가 가장 왕성하게 활동하는 따뜻하고 습도가 높은 여름철에 가장 많이 발생해야 함에도 불구하고 그렇지 않은 것은 그 항원이라는 것이 결국 알레르기성 비염의 원인이 아니라는 근거이다.

양방에서 말하는 알레르기성 비염이란 호흡을 통해 콧속으로 흡입된 특정한 이물질에 대해 코 점막이 일으키는 일종의 면역학적 반응이다. 사람의 몸은 각자의 체질적 특성에 따라 자신과 잘 맞지 않는 물질에 대해 반응하게 되어 있다. 따라서 자신에게 알레르기 반응을 일으키는 물질을 찾아내 그것으로부터 멀어지면 된다. 이것을 회피요법이라고 하는데 진드기와 곰팡이를 피하는 것이 아닌, 차고 건조해진 환경에서 비염이 유발하므로 차고 건조한 환경을 피하는 것이야말로 진정한 회피요법이라고 할 수 있다.

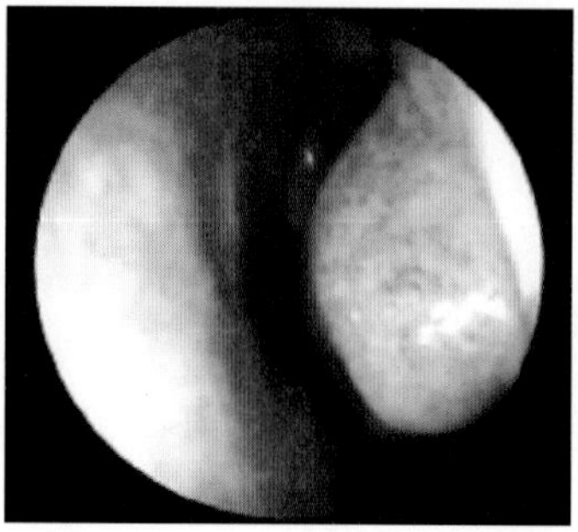

알레르기성 비염

코 안에서 나타나는 알레르기 반응은 발작성 재채기, 비폐색, 맑은 물과 같은 비루를 일으킨다. 부어오른 푸른 색의 왼쪽 아래 코선반(하비갑개)은 알레르기성 비염에서 특이적으로 나타나는 증상이다.

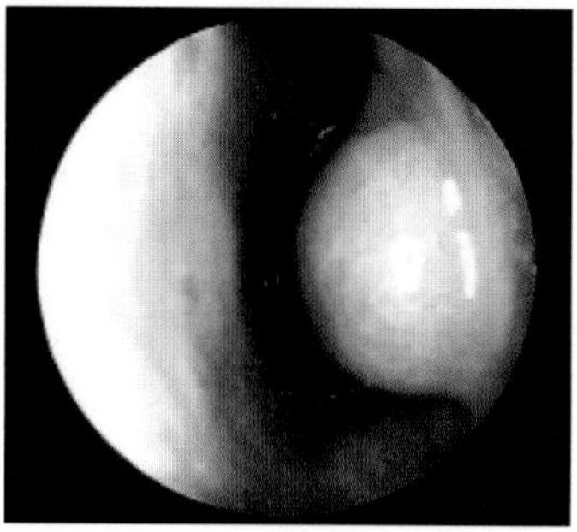

코 점막의 알레르기성 변색

알레르기성 비염 환자의 코 점막(비점막)은 앞의 부어오른 왼쪽 아래 코선반(하비갑개)에서 보는 것과 같이 엷은 푸른 색이나 자주색 또는 심지어 흰 색으로 변색되는 경우가 많다. 맑은 물과 같은 분비물에도 유의해야 한다.

앞의 두 사진에서도 알 수 있듯이 알레르기성 비염에 걸린 점막을 보면 염증 반응은 전혀 없다. 아프지도 않으며 붓지도 않았고 점막의 염증성 비염의 특징인 발적(붉어지는)되지도 않았고 상처가 난 곳도 없다. 전신 증상으로 열도 나지 않는다. 그러므로 알레르기성 비염도 염증이 아니다. 그래서 양방에서는 소염제로 고칠 수 없으니 일시적으로 콧물과 재채기만 멈추게 하는 항히스타민을 처방하는 것이다.

두 사진의 점막의 색을 보면 어떤가? 둘 다 창백해져 있다. 만약 염증이라면 붉게 보여야 하지만 하나는 흰 색이고 하나는 푸른 색을 띠는 흰 색이다. 즉 점막이 창백해져 있는데, 이는 바로 점막이 차가워져 있다는 것을 뜻한다.

잘못 알려진 알레르기성 비염의 원인

양방 검사 중에 호산구의 증가를 확인하는 콧물 검사, 혈액 중의 면역글로부린의 증가를 확인하는 혈청 검사, 효소 검사 등은 단순히 알레르기의 유무를 확인하는 것이지 그 원인 물질을 밝혀내는 것이 아니므로 특별한 의미는 없다. 그리고 알레르기를 일으킨다고 생각되는 물질을 추측하여 피부의 반응으로 검사하는 피부반응 검사는 여러 가지로 한계가 있을 수 있다.

알레르기 비염을 일으키는 원인 중 하나로 꼽고 있는 곰팡이를 예를 든다면 피부가 곰팡이에 대한 과민반응을 일으켰다고 하여 그 곰팡이가 알레르기성 비염의 원인이라고 생각하는 것은 모순이다. 곰팡이가 비염만 일으키는 항원인가 하면 사실 그렇지만은 않기 때문이다. 결막염이나 피부염을 일으킬 수도 있으며 천식을 유발할 수도 있다. 그리고 곰팡이가 가장 잘 번식하는 계절은 따뜻하고 습도가 높은 여름이라는 것쯤 누구나 다 아는 이야기인데 여름에 알레르기성 비염을 앓는 사람이 과연 전체 비염 환자 중에 몇 %나 될까?

꽃가루가 비염을 일으키는 항원이라는 것도 생각해볼 일이다. 계절성 알레르기성 비염의 경우에는 꽃가루가 날아다니기 시작하는 봄철에 가장 많이 발생하는데 그렇다면 꽃가루가 가장 많은 여름과 가을에는 왜 알레르기를 일으키지 않을까? 봄만 지나면 그 환자에게 자연히 꽃가루에 대한 면역이 생긴 걸까? 장마철에 가장 왕성하게 활동하는 진드기도 마찬가지다.

그러므로 양방에서 비염을 일으키는 주요 원인으로 주장하고 있는 곰팡이, 집먼지진드기 등은 알레르기성 비염의 원인이 아니라고 볼 수 있다. 또 그 항원을 조금씩 주사해서 면역을 길러주는 소위 최고의 치료법이라고 말하는 면역요법이 실제로 완치된 사례가 드물다는 것도 진드기 등의 항원이 알레르기를 일으키는 것이 아니라는 증거이다.

기존 한의학에서 바라보는 알레르기 비염

한의학에서는 알레르기 비염을 비체(鼻涕)·비구(鼻鼽)라 하며 폐(肺, 호흡계), 비(脾, 소화계), 신(腎, 내분비계)이 허해 면역 기능이 떨어져서 기혈 순환에 장애가 생겨 발생하는 것으로 본다.

비염의 양방 치료는 비염을 일으킨 항원을 피하는 소극적인 치료이거나 콧물과 재채기가 일시적으로 멈추게만 하는 항히스타민을 사용하는 임시방편 치료에 집중되고 있다. 즉, 면역을 억제하는 스테로이드를 처방하여 부작용으로 환자가 어떻게 되든지 상관하지 않는 무책임한 치료에 지나지 않는 것이다. 그에 반해 기존의 한방 치료는 양방 치료보다는 좀 더 근본적인 치료에 중심을 두어온 게 사실이다.

양방에서는 알레르기성 비염을 '호흡을 통해 콧속으로 흡입된 특정한 이물질에 대해 코 점막이 일으키는 일종의 면역학적 반응'으로 본다. 하지만 기존의 한의학에서는 이보다 조금 더 발전해서 우리 몸은 각자의 체질적 특성에 따라 자신과 잘 맞지 않는 물질에 대해 반응한다고 보았다. 이러한 한의학적인 관점으로 보았을 때 비염의 원인은 호흡기(폐경)에 열이 많고 면역이 부족하여 감기나 알레르기에 저항하는 힘이 부족해 발생한다는 해석이었다.

그러나 이것 역시 근본적인 치료는 아니다. 나무를 보지 말고 숲을 보라는 격언을 과도하게 맹신한 결과이다. 코를 그냥 폐의 부속물로만 인식한 소치이다. 코는 코의 기능이 있다는 것을 등한시한 결과이다. 이는 눈을 좋게 한다고 눈을 치료하지 않고 간유구만 주구장창 먹는 것과 마찬가지이다.

흔히 양방에서는 알레르기성 비염의 원인을 진드기나 곰팡이, 집먼지진드기, 짐승털 등의 항원이라고 말하지만 그렇지 않다는 건 앞에서 설명하였다. 그렇다면 알레르기를 일으키는 원인은 무엇일까?

알레르기성 비염의 가장 대표적인 3대 증상은 재채기, 콧물, 코막힘이다. 그 중에서 재채기는 알레르기성 비염의 가장 대표적인 증상이다. 이 3대 증상의 발생 기전을 잘 이해한다면 알레르기성 비염의 원인도 알 수가 있다.

재채기의 발생 기전은 평소 몸이 찬 사람이 차가운 공기가 몸 안으로 들어오지 못하게 강력한 재채기를 하여 막아보려는 생리적인 반응으로 열(熱)이 한(寒)을 감싸려는 반응이다. 실제로 알레르기성 비염이 일어나는 계절은 일교차가 심하고 건조한 환절기나 겨울에 주로 발생한다. 여름철에는 몸이 찬 것이야 변화가 없지만 바깥의 기온이 어느 정도 따뜻하기 때문에 알레르기성 비염을 별로 앓지 않는 것이다.

그러나 여름에도 에어컨을 사용함으로써 바깥과의 기온차가 크고 차가운 기운이 몸으로 들어오므로 찬 기운을 몰아내기 위해서 재채기를 하기도 한다. 에어컨 바람을 쐬면 바로 재채기를 하는 것이 바로 그 원인이다. 비염은 코가 차고 건조해져서 생기는 것이므로, 코의 점막을 따뜻하고 촉촉하게 해주어야 근본적인 치료가 된다.

✻ 알레르기성 비염의 증상

① 코를 잘 비비거나 치켜 올린다.

② 열은 없으나 맑은 콧물을 흘리고 기침을 자주 하여 감기처럼 보인다.

③ 누우면 기침을 잘한다.

④ 코피를 잘 흘린다.

⑤ 재채기를 자주 한다.

⑥ 눈 밑이 검푸르다.

⑦ 아침에 코가 막혀 찍찍거린다.

⑧ 그 외에도 수면장애, 만성피로, 목과 눈의 가려움증, 두통 등의 증상이 있다.

⑨ 잘 때는 재채기를 절대로 하지 않는다.

알레르기성 비염의 가장 큰 특징이 다른 알레르기성 질환과 차이가 나는 것이 바로 잘 때는 증상이 생기지 않는다는 것이다. 알레르기 천식, 알레르기성 피부염 그리고 알레르기성 결막염은 수면 중에도 증상이 생겨서 자면서도 기침을 심하게 하고 피부가 가렵고 눈이 가렵지만 자다가 재채기는 절대로 하지 않는다. 그 이유는 진드기가 사람이 잘 때엔 불쌍하다고 공격하지 않기 때문일까? 곰팡이는? 꽃가루는?

알레르기를 일으킨다는 항원은 사람이 어떤 상황이든 상관하지 않는다. 하지만 유독 알레르기성 비염은 왜 수면 중에는 증상이 생기지 않을까? 바로 그 원인이 아니기 때문이다. 잠에서 깨서 사람이 비로소 찬 기운을 느낄 때 증상이 생기는 것이다. 일어나서 난방이 되어 있지 않은 화장실에 들어가거나 방보다 찬 거실에 나가면서부터 찬 공기를 인식하게 되면 증상이 생기는 것이다. 즉, 찬 공기가 코 안으로 들어오지 못하게 재채기를 하는 것이다. 이는 비염 환자가 아니라도 누구나 나타날 수 있는 반응인데 비염 환자의 경우 그 정도가 지나쳐서 병이라고 하는 것이다.

알레르기성 비염을 예방하는 방법

알레르기성 비염은 코가 차가워서 생기는 것이 때문에 무조건 코를 데워주는 것이 중요한데 코만 데워줄 수 없으니 몸이 냉기를 느끼지 않도록 해야 한다. 비염은 찬 바람이 들어오지 않도록 창문을 열어 놓지 않는 것이 좋고 심지어는 환기를 시키려고 잠깐 동안 열어두는 것은 상관없지만 환자가 있을 때는 그것조차도 삼가는 것이 좋다.

찬 바람을 맞으면서 등산을 가는 것도 좋지 않고 쌀쌀한 새벽 혹은 이른 아침에 산책하는 것도 좋지 않다. 운동을 위한 것이라면 날이 따뜻해지고 나서 하는 것이 좋다. 방안의 온도를 환자가 느끼기에 답답하다 할 정도로 높여주는 것이 좋고 집안에서도 반팔이나 반바지를 입지 말고 좀 불편하더라도 얇아도 좋으니 긴 옷을 입고 심지어는 양말 혹은 실내화를 신고 있는 것이 좋다.

알레르기성 비염을 포함한 모든 비염과 축농증에 코를 자주 세척해 청결하게 해주는 것이 좋다고 하면서 0.9%의 일반 생리식염수(체액의 염도와 동일한 수준의 소금물)로 코를 세척해주라고 권한다. 또한 비염이나 축농증 환자는 살균 및 소염 작용이 있다고 알려진 2.5% 이상 죽염수로 코를 세척해주는 것이 좋다고 이비인후과에서 적극 권하는 자가 치료법의 일종이지만 절대로 해서는 안 되는 방법이다. 점막은 소금물에 금방 반응하여 위축되어 버리기 때문에 한 번 세척하고 치르는 대가로는 너무 가혹하다.

실제로 소금물로 세척하기 전의 점막과 세척하고 난 뒤의 점막의 사진을 보면 그 이유를 충분히 알 수 있다. 알레르기성 비염이나 만성 비염이나 축농증에 걸린 점막은 초기를 제외하고는 위축되어 줄어들게 되는데 소금물은 줄어든 점막을 더욱 더 위축시킬 뿐이다. 코는 세척할 필요가 없는 점막이기도 하고 비염에 걸린 점막은 앞에서도 언급하였지만 세척해야 할 염증성 질환이 아니다.

가정주부가 배추를 절일 때 소금물에 담그면 배추의 숨이 줄어드는 것은 누구나가 아는 상식이다. 그런 소금물이 점막은 줄어들지 않게 하겠는가? 차라리 따뜻한 김을 쐬어주는 것이 더 효과적이다.

그릇에 물을 팔팔 끓여서 탁자에 놓고 큰 수건으로 김이 도망가지 못하게 머리 위로 덮고 더운 김을 훈증해보면 코가 얼마나 좋아지는지 즉시 경험해볼 수 있다. 그것이 귀찮다면 목욕탕에 가면 되는데 모든 비염 환자는 목욕탕에 들어가는 순간 모든 증상이 없어지는 것을 경험할 수 있을 것이다.

차고 건조해진 점막에 좋은 것은 따뜻하고 촉촉한 것이 제일 좋은데 목욕탕은 그 조건에 딱 맞기 때문이다. 건식 사우나보다는 습식 사우나가 더 좋고 온탕에 몸을 반만 담그는 반신욕이 효과적이다. 당연히 냉탕은 절대로 안 된다.

호르몬의 변화로 생기는 임신성 비염

임신부의 컨디션에도 영향을 미치는 임신성 비염

일반적으로 임신 중 태반에서 분비되는 호르몬들의 영향으로 코막힘, 콧물 등의 비염 증상이 6주 이상 나타나는 것을 임신성 비염이라고 한다. 대개는 출산 후 2주 이내에 증상이 소실되지만 임신 전부터 비염이나 축농증을 앓고 있었던 사람이 임신 중에 증상이 더욱 심해지면서 출산 후에도 계속 비염 증상이 낫지 않는 경우가 있다. 그런데 임신 중에는 적극적인 치료나 처치를 받지 못하는 특수한 상황이 임신부를 더욱 힘들게 만들고 임신부의 컨디션이 태아에게 영향을 미치게 되므로 아이와 엄마를 위해 임신 전에 치료를 받고 임신을 계획하는 것이 가장 바람직하다고 할 수 있다.

많은 수의 임산부가 임신 전에 비해서 잦은 코막힘을 호소하고 있는데 임신 기간 중의 코막힘은 알레르기 비염, 혈관 운동성 비염, 약물 유발성 비염 등의 비염이나 급성, 만성 부비동염(축농증)이 원인이 될 수 있고 임신을 한 것 자체가 원인이 되어 만성 비염을 유발할 수도 있다. 임신 유발성 비염이란 임신 이전에는 없다가 임신 2~3기에 발생하였다가 6주 이상 증상이 지속되는 걸 말한다. 그러다가 출산 후에는 2주 이내에 증상이 없어지게 된다.

그러므로 임신 계획이 있다면 최소 3~6개월 전부터 비염 치료를 하는 것이 좋다. 임신 중에 감기가 오거나 일시적인 비염 증상이 있을 때에는 방치하지 말고 조기에 치료를 받는 것이 좋다. 단, 뿌리는 스프레이는 사용하지 않는 것이 좋고, 임신 중에는 절대로 양약 비염약을 복용해서는 안 된다. 임신부에게는 치명적인 독약으로 작용할 우려가 있기 때문이다.

보통 비염이나 알레르기는 태아에게 유전될 가능성이 아주 많은 질환으로 보고 부모 중 한 사람만 있을 경우에는 30~40%가, 양쪽 모두 있을 경우에는 70~80%의 유전 가능성이 있다고 한다. 현대에는 환경오염과 과로, 스트레스, 비정상적인 생활 패턴 등으로 인해 유전될 확률이 더 높아지고 있다는 주장이 힘을 얻고 있다. 하지만 이는 사실이 아니다. 절대로 비염은 유전되지 않는다. 환경병이기 때문이다. 가족은 비슷한 환경이 거주하기 때문에 비슷한 병에 걸릴 뿐이다.

아버지가 차고 건조한 환경에 살면 당연히 그 아이들은 아버지와 같은 환경에 노출되어 살기 때문에 같은 질환에 걸릴 확률이 높다. 열이 많은 아버지가 겨울에도 답답하다고 창문을 열기를 좋아한다면 분면 그 아이들도 열이 많아서 아버지가 한 것처럼 차고 건조한 겨울에도 창문을 열고 자고, 옷을 얇게 입는 습성이 있을 것이므로 그만큼 비염에 걸릴 확률이 높은 것이다.

성장과 성적에 나쁜 영향 주는 소아 비염

소아 비염은 성적에도 영향을 미친다

비염은 모든 연령층에서 나타나고 있지만 소아기와 청소년기에 더 많이 발생하고 있다. 특히 초등학생 아이들 중 상당수가 비염 때문에 고생하고 있다. 비염을 겪는 초등학생들의 경우 콧물과 코막힘, 재채기를 달고 사는 걸 볼 수 있다. 겨울철에는 감기와 독감 같은 호흡기 질환에 걸리기라도 하면 치료는 고사하고 증상이 더 심해지게 마련이다. 또 일교차가 심한 환절기에는 점막이 그 온도 변화를 따라가지 못해서 심해지고 여름철에는 과도한 냉방으로 인해 비염이 심해지게 되어 일 년 내내 증상이 나타난다고 할 수 있다.

비염을 앓고 있는 소아들의 경우 비염의 증상뿐이 아니라 비염으로 인한 부작용이 더 문제가 되는 경우가 많은데, 비염으로 인해 뇌에 산소가 충분히 전달되지 않아 두통이 생길 수 있으며 학습 저하와 집중력을 떨어뜨리게 된다. 또한 숙면에도 방해가 되어 성장에 필요한 호르몬의 분비를 방해해 성장장애의 원인이 되며, 코막힘으로 인해 성격이 신경질적으로 변하는 경우도 많다. 이럴 때 아이의 병증을 살펴볼 생각은 하지 않고 "요즘 왜 그렇게 화만 내는 거야!" 하면서 혼을 내다간 아이의 마음까지 다치게 하고 병을 키울 수 있다.

어느 날 공부를 잘하는 아이가 점차적으로 성적이 떨어지거나 시험을 앞두고 있는데 집중을 못하고 자꾸 두통을 호소한다면 일단 비염 여부부터 따져봐야 한다. 비염에 걸리면 주의력이나 집중력이 저하되는 건 당연한 이치이다. 집중을 하려면 산소의 원활한 공급이 이루어져야 한다. 그렇지 않을 경우 두통이나 집중력 저하 및 욕구 상실이 일어난다. 그뿐 아니라 냄새를 잘 못 맡아 입맛을 잃어 영양장애가 올 수 있으며 나아가 성장장애로까지 이어지기도 한다.

✻ 소아 비염의 종류

① 급성 비염

급성 비염은 소아 비염 중 가장 흔한 형태로, 발병률도 가장 높다. 증상은 맑은 콧물과 코막힘, 재채기로 시작하는 코감기와 유사하다. 따라서 감기에 많이 걸리는 환절기에 발생률이 증가한다.

② 알레르기성 비염

알레르기성 비염의 주요 증상은 쉴 새 없는 재채기와 다량의 맑은 콧물과 코점막의 부종으로 인한 코막힘이 특징적이며, 코 안이나 눈가의 가려움증을 동반하기도 한다. 크게 계절성 알레르기성 비염과 일 년 내내 비슷한 증상이 지속되는 통년성 알레르기 비염으로 나눈다.

③ 위축성 비염

위축성 비염은 코 안의 점막이 정상보다 위축되어서 코 안의 공간이 상대적으로 넓어진 상태이다. 코 점막의 표면에 코딱지가 달라붙어서 코 안을 자주 만지거나 후비는 습관이 생기게 된다. 환자 자신은 느끼지 못한지만 악취가 발생하는 경우도 있다.

다양한 증상을 동반하는 소아 비염

코막힘 증상이 심할 경우 자다가 깨는 횟수가 많아져서 숙면을 취하지 못하게 되고 결국 낮에는 집중력 저하로 이어져 학습 능력이 떨어지게 된다. 그리고 숙면을 취하지 못하면 수면 중에 분비되어야 할 성장 호르몬이 제대로 분비되지 않아 성장에도 방해를 받는다. 특히 10살 미만 어린이의 코막힘은 소아 코골이와 수면무호흡 증상을 초래해 아이들의 인성이나 행동발달장애, 성장장애로까지 이어질 수 있다.

두통도 비염으로 올 수 있는 여러 증상 중 하나이다. 흔히 코가 막히게 되면 숨쉬기가 답답해지면서 두통이 찾아오게 되는데, 비염을 앓고 있는 사람들의 경우 환절기나 건조한 날씨가 계속되면 두통이 심해진다. 두통의 경우 스트레스가 가장 큰 원인이 되고는 하는데 생활 속에서 받는 스트레스는 자율신경계의 균형을 무너뜨리고 교감신경계의 문제를 일으켜 혈관을 수축, 혈압을 높게 만들어 머리로 가는 혈액의 양을 부족하게 한다. 또한 코에 문제가 생겨 구강호흡을 하는 경우 뇌의 열을 코로 배출하지 못하여 뇌가 과부하에 걸린 듯한 상태에 놓이게 되면서 두통에 시달리게 된다.

결국 근본적으로 비염이나 축농증을 앓고 있는 경우 두통에 시달리기 쉬우며, 두통의 증상만을 치료하기보다는 비염이나 축농증을 치료해 구강으로 호흡하는 증상을 바로잡는 것이 중요하다. 그 외에도 비염이 있는 아이들의 경우 구강호흡을 하는 경우가 많은데 이는 늘 입을 벌리고 다니게 되어 외모의 변형(아데노이드 얼굴)까지도 생기므로 빠르게 치료하는 것이 좋다.

소아 비염은 평균 5cm의 키와 5점의 성적을 떨어뜨린다

일반적으로 알레르기 비염의 경우 아침저녁으로 콧물과 재채기가 나오면서 알레르기 결막염과 동반되는 경우가 있고, 코막힘과 폐쇄성 비성(콧소리) 등이 나타나게 된다. 그런데 이런 경우 콧물이 밖으로 보이지 않는 경우도 있어 비염을 쉽게 의심하기 어려운 것이 사실이다.

비염의 경우 코감기보다 콧물이 많이 분비되는 질환으로 흔히 비염의 증상 중에 콧물이 목 뒤로 넘어가는 경우를 후비루(後鼻淚)라고 한다. 후비루 증상을 겪는 아이의 경우 단순히 밖으로 보이는 콧물이 사라져 비염이 다 나은 것으로 생각하여 방치하게 되면 축농증으로 변하게 되는 경우가 많다.

이렇게 비염과 축농증의 경우 그 발견이 쉽지 않고 조기에 치료하지 않게 되면 많은 부작용을 낳을 수 있다. 때문에 아이가 콧물이나 재채기 등 비염의 증상을 조금이라도 보이면 단순히 감기로만 생각하지 말고 비염과 축농증의 증상은 아닌지 검사를 받게 하는 부모의 세심한 관찰이 필요하다.

비염과 축농증의 경우 초기에 발견하기가 어려운 경우가 많아 증상이 심해진 이후에 뒤늦게 병원을 찾아 치료를 받게 되는 경우가 많은데 비염의 경우 어릴 때 치료를 미루게 되면 만성 비염이나 통년성 비염 및 축농증으로 변해 성인이 되어서도 고생하는 경우를 쉽게 볼 수 있다. 또한 청소년기의 비염과 축농증의 경우 학습장애와 집중력 저하로 이어지게 되므로 반드시 치료해줘야 한다. 성장기에 비염에 걸리게 되면 예정된 키보다 평균 5cm, 성적은 평균 5점이 떨어진다는 통계가 있다.

아이의 감기 증상이 오래 가거나 또는 감기가 나은 것처럼 보이다가도 다시 나빠지는 것 같으면 비염을 의심해볼 필요가 있다. 무엇보다도 소아의 비염 발생률이 해마다 계속 증가하고 있으므로 더욱 주의해야 한다. 알레르기 비염의 발병률이 가장 높은 연령층은 10살 미만의 소아로 국민건강보험공단의 발표에 따르면 10살 미만 발병률이 2006년엔 20.4%, 2007년엔 21.5%, 2008년엔 21.2%나 되었다. 어린이집이나 유치원 등을 다니면서 외부 환경(차고 건조한)에 노출되는 빈도수가 많아져서 비염에 잘 걸리는 것으로 추정할 수 있다. 소아 비염이 의심되면 지체하지 말고 서둘러 치료를 해주어서 다른 합병증으로 이어지지 않도록 해야 한다.

✻ 비염이 성장기에 미치는 영향들

① 비염이 만성화되면 축농증을 유발할 수 있다.

② 면역력이 약해져 감기에 잘 걸린다.

③ 기억력과 집중력이 떨어질 수 있다.

④ 비염으로 코가 막혀 호흡이 원활하지 않아서 산소가 부족하게 되면서 뇌의 기능도 떨어지게 된다.

⑤ 두통이 동반된다.

⑥ 코의 점막이 붓게 되면서 냄새를 잘 맡지 못하고 식욕이 저하되면서 영양 불균형이 올 수 있다.

⑦ 코가 막혀서 자주 잠을 깨면서 수면장애로 인한 발육장애를 받게 된다.

⑧ 코 대신 입으로 숨을 쉬고 입을 벌리고 잠을 자게 되면서 코와 치아, 턱 등 얼굴형이 변형될 수 있다.

⑨ 비염의 증상들로 인해 자신감을 잃거나 친구들에게 놀림을 받을 수 있다.

⑩ 증상들로 고통을 받으면서 신경질이 늘고 성격이 나빠질 수 있다.

양방 비염 치료의 문제점과 한계

항히스타민제, 국소 스테로이드 등은 효과적일까?

양방 비염 치료에 쓰이는 방법으로는 회피요법, 약물요법, 면역요법, 수술 등이 있다. 회피요법은 비염을 일으키는 항원을 피하는 것인데 실제 생활에서 그 많은 항원을 피한다는 것은 불가능하다. 국소용 비강 스테로이드제, 항히스타민제 등의 약품을 사용하는 약물요법은 일시적으로 막힌 코를 뚫어주는 효과가 있긴 하지만 10일 이상 장기간 사용하면 코의 점막이 약해지고 나아가 약물 내성으로 콧속이 부어올라 숨을 제대로 쉬지 못하게 되거나 점막의 위축을 초래하는 약물성 비염이 될 수 있다.

콧물이 심각하게 흐르거나 유일한 증상인 경우에 쓰는 국소용 항콜린제인 이프라트로피움(또는 아트로벤트)과 같은 약물과 항히스타민 제제를 쓸 때에는 꼭 의사의 처방을 받아 단기간 사용해야 한다는 문제가 따른다. 결국 현재 사용되고 있는 비염 치료제들은 약을 사용하는 동안에만 효과가 있고, 약을 중단하면 증상이 다시 발생하고, 장기간 복용할 경우에는 약제에 대한 내성, 의존성, 부작용이 생길 수 있다는 한계가 있다.

서양의학의 비후성 비염 치료는 어떤 문제가 있는가?

점막이 부어서 코막힘을 초래하는 비후성 비염의 초기에는 스테로이드 제제나 혈관 수축제를 스프레이 방식으로 뿌려서 점막의 크기를 줄여서 코막힘을 해소하는 치료를 한다. 그러나 장기간 사용하는 것은 오히려 점막의 위축을 일으키는 약물성 비염을 초래하므로 결코 좋지 않다. 비후된 코의 살을 잘라내는 수술 역시 근본적인 치료가 아니고 코의 모양만 변형시키는 것이 되어서 나중에 코의 기능이 좋아졌을 때 절제된 곳이 제 기능을 회복하는 데에 문제가 된다.

알레르기성 비염의 원인 없어도 비염에 걸리는 이유는?

여러 차례 언급하였지만 곰팡이과 집먼지진드기 그리고 꽃가루가 가장 왕성하게 활동하는 장마철을 포함한 여름철에는 증상이 생기지 않고 겨울철과 환절기 특히 봄철에 증상이 생기는 것은 곰팡이, 집먼지진드기 등이 알레르기성 비염의 주요 원인이 아니기 때문이다. 그 항원을 조금씩 주사하여 면역을 길러준다고 하는 면역요법으로 실제로 완치된 사례가 드물다는 것도 진드기 등의 항원이 알레르기를 일으키는 것이 아니라는 증거이기도 하다.

겨울철과 봄철은 가장 건조하고 기온이 차기 때문에 생기는 것이라고 앞에서도 설명하였지만 집먼지진드기를 피하기 위해서 카펫과 침대를 소독하는 회피요법을 쓸 것이 아니라 차고 건조한 공기를 피하는 것이 진정한 회피요법이다. 사실 겨울보다 봄에 가장 알레르기성 비염이 더 많이 발생하는데 이는 봄철인 3~4월이 겨울철보다 더 건조하고 일교차가 심하기 때문이다.

비염과 축농증의 치료로 수술하는 것은 좋은 방법일까?

현재 양방병원에서는 비염의 약물 치료에 실패했거나 증상이 심한 환자에게 수술을 시행하고 있다. 비염 수술에는 비중격 만곡증 수술, 물혹 제거 수술, 비갑개 절제 수술, 고주파 수술 그리고 축농증 수술 등이 있는데 이 방법들은 모두 알레르기 인자를 없애줄 수 없을 뿐만 아니라 비염의 모든 증상을 없애는 것이 아니라 단순히 막힌 코를 뚫어주는 것이 목적이다. 즉 비염을 일으킨 원인을 제거하는 것이 아니라 비염 환자들이 가장 많이 호소하는 코막힘을 해소하는 것이 수술의 목적이 되는 것이다.

축농증 수술의 경우도 비염 수술과 마찬가지로 환자가 불편해하는 모든 증상을 낫게 하는 수술이 아니라 부비동의 뼈를 제거하여 통로를 넓혀서 고여 있는 농만 빼내는 것이다. 비갑개의 비대가 있는 경우에는 전통적인 하비갑개 절제술과 전기 소작이나 약물 소작, 레이저나 고주파를 이용한 하비갑개 성형술 등을 이용하여 증상을 완화시켜준다고 하지만 이 수술 역시 비염의 모든 증상을 없애주는 수술이 아니라 임시방편으로 코를 뚫어주는 것밖에 없기 때문에 불필요한 수술에 지나지 않는다.

그리고 비염으로 인해 코의 점막이 부어 있고 물혹으로 인해 코막힘이 심한 물혹을 없애는 수술을 한다고 해서 증상이 완전히 사라지거나 완치되는 건 아니다. 현재 양방에서 하는 수술 중에서 비염의 모든 증상을 없애주는 수술은 없다. 막힌 코를 한시적으로 뚫어주는 정도인데 그조차도 행해서는 안 되는 수술이다. 수술로 부은 갑개의 부종을 없애는 것이 아니라 부은 갑개를 절개하여 결국은 습도와 온도를 조절해야 할 점막을 아예 없애기 때문이다.

비염 치료, 왜 해법이 필요한가?

비염의 서양의학적 치료는 코의 표피적인 현상을 일시적으로 잠재우는 데에 있다고 볼 수 있다. 그래서 비염 치료가 완치의 개념으로 되지 못하고 있다. 비염은 세계 의학계에서 난치성 질환으로 분류하고 있다. 그렇게 된 데에는 비염의 치료가 그만큼 어렵기 때문이라기보다는 근본적인 치료법에 접근하지 못했기 때문이다.

현재 비염 전문이라고 표방하는 한의원에서의 한방 비염 치료도 여전히 한계는 있다. 대부분의 한의원에서 내세우는 비염 치료의 중심 내용은 체질 및 장부 기능의 회복, 면역력 조절, 콧물을 없애는 거담제 처방 등이다. 한약으로 폐·비·신의 기능을 올리고 기혈순환을 원활하게 하며 인체 저항력과 면역력을 강화시켜 외부물질의 자극에 점차 몸이 견딜 수 있도록 도움으로써 비염을 치료한다는 것이다.

그러나 이런 한방 치료는 겉으로는 거창한 것 같고 원인 치료를 하는 것 같지만 어쩌다 요행히 비염이 개선될 수 있을지는 몰라도 이런 방법으로는 비염을 근본적으로 치료할 수 없다. 비염 치료의 실체에 접근하지 못하고 교과서적인 치료에 머물러 있기 때문이다. 한의학에서는 비염을 폐기(肺氣)와 비장(脾臟)의 후천적인 기, 신장(腎臟)의 선천적인 양기(陽氣)가 허약해져서 저항력이 떨어진 상태에서 나타나는 특이적인 현상으로 이해하였고 대부분의 한의사들은 이에 근거하여 치료를 행하고 있지만 그 자체만 가지고선 효과적이지 못하였다.

이런 한의학적인 관점이 다른 질병의 경우에는 잘 맞아떨어져 양방에서 치료하지 못하는 많은 난치병을 치료하는 성과를 거두었지만 비염 치료에서만은 예외이다. 그 이유는 폐와 코의 역할 분담을 잘 인식하지 못한 해석이기 때문이다. 그래서 다른 질병과는 달리 코의 경우에선 면역력과 장부의 기능을 강화하는 치료법만 가지고선 좋은 효과를 볼 수 없고, 코의 기능을 제대로 인식하여 코를 따뜻하고 촉촉하게 해주는 치료가 선행되어야 하는 것이다. 따라서 코의 본래의 기능을 어떤 방법으로 회복시켜 줄 것인가가 비염 치료의 핵심이라고 할 수 있다.

3장

비염 치료의 혁명, 쾌비고

비염 치료의 혁명, 쾌비고

근원적인 비염 치료제가 필요했다

코에 왜 병이 생기는가를 알려면 콧병의 기후적 원인을 먼저 이해해야 한다. 코의 가장 대표적인 기능은 바깥에서 흡입된 찬 공기를 데워주는 역할이다. 이것이 앞에서도 언급한 '찬(寒) 기운이 더운(熱) 공기를 싼다'는 뜻에서의 '한포열(寒包熱)'이다. 코의 기능이 유능하게 발달하게 된 데에는 인류가 여러 지역으로 퍼져나가면서 춥고 메마른 지역에 적응하기 위하여 공기 조절장치의 일종으로 코가 발달되었다는 이론이 있다.

『동의보감』에서는 코가 가지고 있는 이런 병리적 특성을 '외한이 내열을 속박한다'는 표현으로 정의하고 있다. 즉, 찬 공기가 콧속으로 들어오게 되면 코가 공기를 데울 수 있는 한계를 넘어서게 되면서 이상이 생긴다고 보는 것이다. 평소에는 무리 없이 공기를 데워 허파로 넘겨주다가 추운 겨울에 오랫동안 차고 건조한 공기에 장기간 노출되면 코가 견딜 수 없게 된다. 그러면 처음에는 찬 공기를 해결하기 위해 비강 속의 혈액 공급이 왕성해진다. 혈액 공급이 많아지면 자연히 점막 속의 모세혈관이 팽창한다. 그러나 시간이 지나면서 점점 더 많은 혈액이 필요하고 점막은 부어오르면서 코도 막히게 된다.

한방에서의 비염 치료는 양방보다 더 효과적으로 이루어지고 있다. 그러나 재발 없는 완치의 수준에 이르는 데에는 치료의 한계를 가지고 있었다. 무엇보다도 탕약을 오래 먹는다거나 침을 맞으면서 예후를 지켜봐야 한다는 번거로움이 있었다. 또한 코의 기능을 회복시키는 데에 주력하는 직접적인 치료법이 아닌 장부의 기능을 강화하고 면역력을 높여주는 우회적 치료법이어서 비염 환자마다 치료 결과가 들쑥날쑥 했다.

장부 특히 폐의 기능을 도와주는 것만으로는 치료에 한계가 있다는 걸 인지한 일부 한의원에서 최근에는 코의 기능을 도와주는 약물을 추가한 치료를 병행하고 있다. 하지만 코의 기능을 원래대로 회복시키는 것에 주력한 처방이 아니므로 일시적으로 완치된 듯 보이다가도 재발되는 악순환이 이루어지고 있다. 그래서 결국은 증상을 없애주는 데 급급하게 되었다. 물론 몇몇 한의원에서는 코의 기능 회복에 중점을 둔 치료를 함으로써 좋은 결과를 이끌어내고 있는 것도 사실이다.

국내외적으로 비염 환자는 빠른 속도로 증가하고 있고 소아 비염 환자들은 성장에까지 영향을 받는 걸 보면서 그런 점들을 해소하면서 근원적인 치료가 가능한 새로운 개념의 치료법이 절실해지고 있었다. 비염 때문에 내원하는 환자들을 진료하다 보면 공통적으로 하는 말들이 있다.

"정말 지긋지긋하다."

"빨리 낫고 싶다."

"병원이고 한의원이고 다 다녀봤지만 그때뿐이다. 재발 없이 비염을 치료하는 방법은 현재로선 없는 건가?"

환자들 중엔 10년 이상 비염을 달고 살아왔다는 분들도 부지기수였다. 증상이 심한 분들은 정상적으로 일상생활을 하기도 어려울 정도였다. 더욱이 만성 비염으로 인해 부수적으로 함께 온 여러 합병증으로 이중삼중의 고통스런 삶을 사는 분들이 많았다. 그런데 서양의학에서의 치료법은 근본적인 해결책이 아니고 그렇다고 한의학적 치료법이 완전한 것도 아니었다. 어떻게 하면 비염을 확실하게 치료하면서 재발이 없도록 할 수 있을까를 고민하게 되었다. 그러면서 이런 부분들을 함께 생각하였다.

- 빠르고 쉽게 치료되어야 한다.
- 한약에 대한 거부감이 있는 사람에게도 부담 없이 적용할 수 있어야 한다.
- 자주 내원하지 않고도 치료가 이루어져야 한다.
- 치료약에 대한 내성이나 부작용, 후유증이 없어야 한다.
- 치료 과정이 번거롭지 않아야 한다.

• 코의 본연의 기능을 회복시켜 줌으로써 재발되지 않아야 한다.

이런 고민과 노력으로 개발해낸 것이 발포요법으로서의 부치는 고약 '쾌비고(快鼻膏)'이다. 바로 코를 따뜻하고 촉촉하게 해주어서 비염을 낫게 하는 치료법이다.

왜 쾌비고(快鼻膏)가 답인가

붙이는 고약 쾌비고를 처음 개발해낸 것은 1993년이다. 1995년엔 제8회 세계동양의학학술대회에서 6,432명의 코 질환자를 대상으로 진행한 결과치를 가지고 쓴 「쾌비고가 코 질환에 미치는 효능」이란 논문을 발표하여 큰 반향을 일으키기도 하였다. 1996년도에는 KBS의 〈무엇이든 물어보세요〉란 프로그램에서 '난치성 질환의 현대적인 한방 치료'라는 주제로 일주일간 특집방송을 할 때 비염 분야 전문 한의사로 출연하여 큰 반향과 호응을 일으킨 적이 있었다.

그 이후 꾸준한 연구를 통해 검증하고 보완하면서 현재와 같은 쾌비고를 완성해낼 수 있었으며, 2014년 현재까지 최고의 비염 치료제로 인정받고 있다. 무엇보다도 사용법이 간단하고 치료 기간이 짧고 재발이 거의 없다는 점에서 환자들에게 전폭적인 환호를 받고 있다. 또한 한약에 대해 거

상표등록증

CERTIFICATE OF TRADEMARK REGISTRATION

등 록 제 40-0905149 호
(REGISTRATION NUMBER)

출원번호 (APPLICATION NUMBER) 제 2011-0011318 호
출 원 일 (FILING DATE:YY/MM/DD) 2011년 03월 07일
등 록 일 (REGISTRATION DATE:YY/MM/DD) 2012년 02월 17일

상표권자
(OWNER OF THE TRADEMARK RIGHT)
라경찬[redacted]
대구광역시 달서구 구마로 235 (성당동)

상표를 사용할 상품 및 구분
(LIST OF GOODS)

제 05 류

의료용고약

쾌비고

위의 표장은 「상표법」에 의하여 상표등록원부에 등록되었음을 증명합니다.
(THIS IS TO CERTIFY THAT THE TRADEMARK IS REGISTERED ON THE REGISTER OF THE KOREAN INTELLECTUAL PROPERTY OFFICE.)

2012년 02월 17일

특 허 청
COMMISSIONER, THE KOREAN INTELLECTUAL PROPERTY OFFICE

존속기간갱신등록신청일은 2022년 02월 17일까지이며 등록원부로 권리관계를 확인바랍니다.

쾌비고의 상표등록증

부감을 가진 어린이 환자나 바쁜 스케줄에 쫓기는 직장인 혹은 수험생들에게 특히 적합한 치료법이다.

쾌비고는 침구(침과 뜸) 치료를 응용한 발포요법으로서, 반묘, 백지, 세신 등의 약재를 꿀에 섞어 만든 고약이다. 7mm 정도의 투명한 반창고에

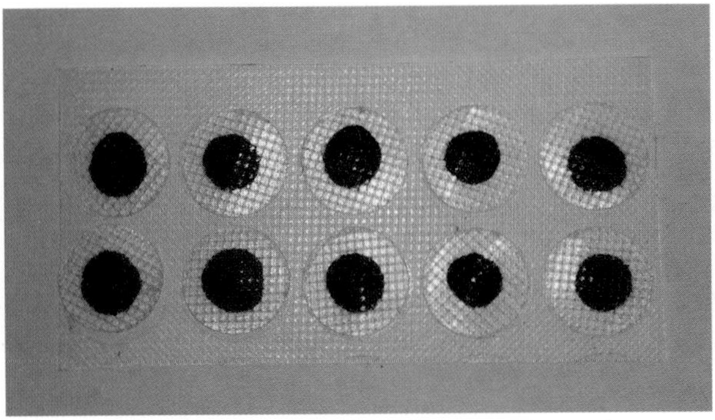

쾌비고

첨부된 약 2mm 정도의 고약을 붙이는 것이 치료의 전부로 1주일에 한 번씩 눈과 눈 사이에 있는 인당혈(印堂穴)이나 양 젖꼭지의 중앙에 있는 전중혈(膻中穴)에 붙였다 떼어내면 된다.

고약은 예로부터 전해 내려온 뜸요법 중 하나로 뜸은 흉터를 남기지만 고약은 흉터를 절대로 남기지 않고 뜸의 효능을 그대로 나타낼 수 있다는 장점이 있다. 고약은 뜸의 온열 자극을 피부에 가하여 생체기능을 조절, 자연치유력을 높여주는 효과에다 고약에 포함이 된 한약의 약리작용과 침으로 막혀 있는 경락의 기운을 고르게 해주는 작용을 동시에 해주어 비염, 축농증 치료에 좋은 효과를 가져올 수 있다.

쾌비고 부착 위치와 경과

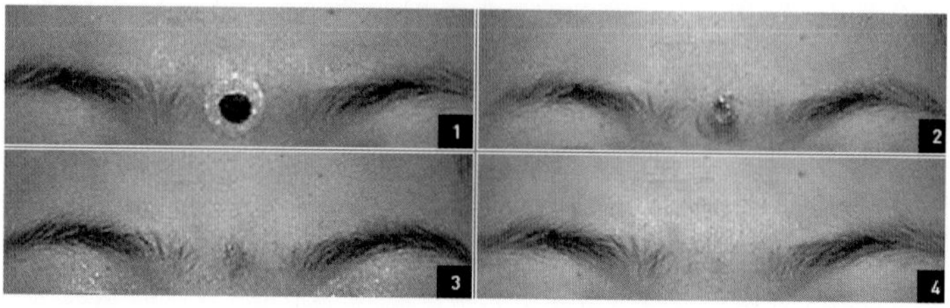

사진 ① : 자기 전에 쾌비고를 이마(인당혈) 혹은 가슴 정중앙(전중혈)에 잘 붙인다. 부착 위치만 다를 뿐 경과와 효과는 유사하다.

사진 ② : 아침에 일어나서 고약을 떼어내면 진물이 나는데 물티슈로 닦아준다. 진물이 나도 비누 세안이나 사우나를 해도 된다.

사진 ③ : 진물을 닦아내다 보면 딱지가 앉는다. 이때에도 비누 세안이나 화장을 해도 된다.

사진 ④ : 쾌비고 치료 후 흉터가 완전히 사라진 모습이다. 쾌비고 고약은 일주일에 한 번만 사용한다. 사진은 여러 번 고약을 붙인 환자의 사진으로 처음에는 피부가 약한 상태라서 이 사진보다 진물이 많이 나오고 이틀 정도 지나야 딱지가 앉게 되지만 여러 번 붙일수록 피부가 두꺼워지면서 진물도 덜 나고 딱지도 하루 만에 앉게 된다. 쾌비고 사용 때 진물이나 딱지가 생겨도 연고나 소독약을 사용하지 말고 물티슈로 가볍게 닦아내면 된다. 감염에 대한 염려는 하지 않아도 된다.

쾌비고는 치료가 간단하고 빠르다

저녁에 잘 때 고약을 붙였다가 다음날 아침에 붙였던 고약을 제거하는 것으로 첫 번째 치료가 끝이 난다. 치료는 일주일에 한 번, 치료 횟수는 평균 7~10회 정도면 치료 효과를 보이고 증상의 경중에 따라 완치까지는 조금 더 길어질 수도 있다. 고약이 해당 부위에 수포를 발생시킴으로 해서 코와 몸 속의 찬 기운을 몰아내는 뜸 치료의 효과를 그대로 얻을 수 있으면서도 열감과 통증, 흉터 등 뜸의 부작용은 남기지 않는 것이 특징이다.

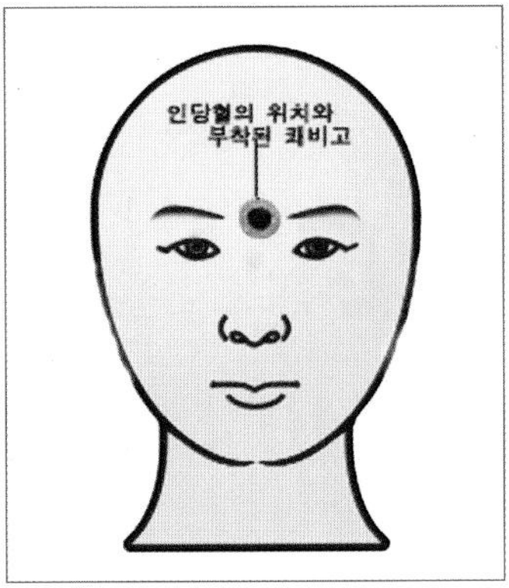

인당혈의 위치와 부착된 쾌비고

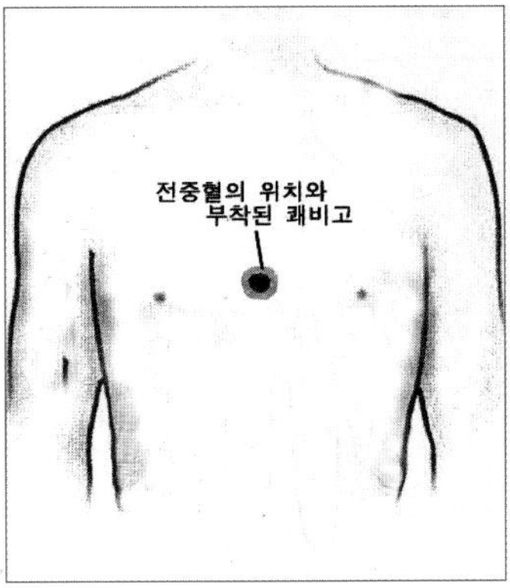

전중혈의 위치와 부착된 쾌비고

쾌비고를 붙이는 인당혈 혹은 전중혈은 각종 코 질환에 상용되는 주요 혈자리로 인당혈은 양미간의 정중앙에, 전중혈은 양 젖꼭지의 중앙에 위치하며 몸을 해독시키고 막힌 것을 뚫어주고, 부은 것은 내려주고 통증을 완화해주는 혈자리이다. 이런 인당혈과 전중혈의 성질과 쾌비고의 약리 작용이 같이 반응하여 비염의 치료 효과를 상승시켜주는 것이다.

고약은 매주 내원할 필요 없이 일정 수의 고약을 받아서 매주 정해진 요일에 집에서 환자 스스로 혹은 보호자가 붙일 수 있기 때문에 편리하다. 오랫동안 탕약을 먹거나 치료를 받아야 하는 기존 치료법에 비해 간편하고 효과가 빠르기 때문에 환자들의 선호도가 매우 높다. 온구(溫灸)요법이라 불리는 뜸과 달리 고약 치료는 냉구(冷灸)요법으로 평균 7~8주 정도면 대부분의 환자가 치료 효과를 본다.

쾌비고의 효과를 상승시켜주는 쾌비환과 침구요법

쾌비고 외에 쾌비고의 효과를 상승시키기 위하여 쾌비환과 침구요법을 병행해주면 더욱 좋다. 쾌비환은 고농축 한약의 알약 형태로 하루 1번 10알씩 저녁에 자기 전에 따뜻한 물과 함께 복용하면 된다. 코만 특징적으로 데워줄 수 있는 쾌비환을 복용하면 치료 기간을 단축할 수 있을 뿐만 아니라 치료 성과를 높일 수 있다. 쾌비환은 비염, 알레르기성 비염, 축농증, 위축성 비염 등을 치료하는 데에 매우 효과적인 보조 치료제이다.

그리고 치료 때 비염 점막을 자극하여 빠른 치료 반응을 얻기 위해 침구

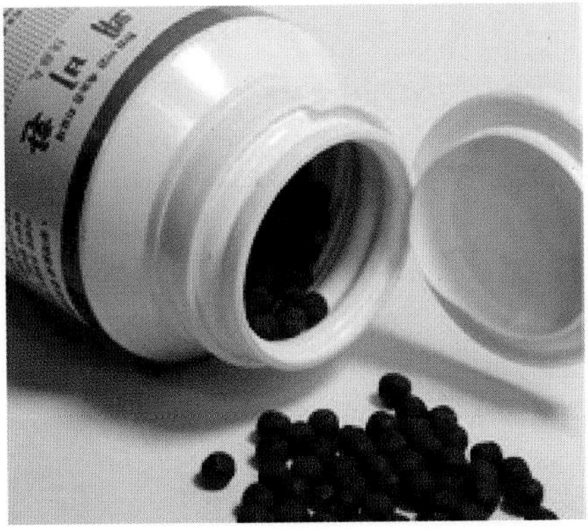

쾌비환

요법을 시행하고 있다. 침법은 손등에 있는 합곡혈을 전통침을 사용하여 통증을 거의 느낄 수 없는 정도의 약한 자극을 주고 손등에 있는 영골혈 한 자리만 선택하여 뜨거움을 전혀 느낄지 않을 정도의 간접구(화상을 방지하기 위하여 피부에 2.5mm의 종이를 대고 가운데 구멍으로 뜸의 열감만 전하게 하는 뜸요법)를 시술하여 혈액순환을 원활하게 하고 비강 점막의 부종을 없애는 시술을 한다

치료 효과를 높이려면 뜸을 인당혈이나 전중혈에 바로 붙이는 게 좋지만 인당혈은 사람의 인상을 좌우할 수 있는 한가운데 있기 때문에 간혹 시술 후 화상으로 생길 수 있는 흉터를 염려하는 환자들에게 동의를 구하기가 어려워서 시술하기 곤란하다. 하지만 쾌비고는 뜸과 같은 효과를 보면서

도 흉터를 남기지 않는 획기적인 치료법이다. 인당혈이 얼굴 정중앙에 위치해서 미용상 치료받기를 주저하는 환자들에겐 인당혈 대신 전중혈을 택하고 있다. 인당혈에 붙일 때와 효과가 같긴 하지만 치료 기간이 조금 길어지는 정도의 차이는 있다.

✻ 비염 환자의 주의사항과 건강한 코를 위한 생활습관

① 찬 기운에 노출되지 않도록 하고, 겨울에는 마스크를 써서 찬 공기를 데워주는 것도 콧병 예방에 좋다.

② 찬 음식은 인체의 면역 기능을 저하시켜 질병의 노출에 쉽도록 하므로 빙과류와 찬 음식을 덜 먹는 게 좋다.

③ 알코올은 몸을 차갑게 만들어 코를 더 악화시키므로 음주를 자제한다. 만약 술을 먹었다면 다음날 아침에 뜨거운 국물을 충분히 섭취하고 사우나에 가서 몸을 데워주면 어느 정도는 커버가 가능하기는 하다.

④ 코가 항상 따뜻하고 충분한 습도가 유지되도록 한다. 방의 온도는 따뜻하게 유지해주는 것이 좋다.

⑤ 코가 막혔다고 스프레이(혈관 수축제)를 뿌리는 것은 비강 점막의 위축을 초래하여 비염을 더욱 악화시킬 뿐이다.

⑥ 그릇에 물을 떠놓거나 빨래를 너는 정도로는 약해진 비강 점막을 위한 습도 조절이 충분하지 않다. 비강 점막이 정상적일 때 폐에 공급하는 습도가 60~70%의 습도이기 때문에 가습기로 70~80%의 습도를 공급해

야 하는데 반드시 초음파 가습기를 사용하여 가습량을 최대로 올려준다. 가습기를 대신하려면 젖은 수건을 200장쯤 걸어야 한다. 즉 가습기를 대신 할 수 있는 것은 없다. 가습기 중에 초음파 가습기가 방안 전체에 골고루 습도를 공급해주어서 가장 좋고 가열식은 초음파식보다는 조금 떨어지고 에어워셔식은 별로이다. 공기정화기는 비염에 필요 없다. 공기를 맑게 해준다고 점막이 좋아지지는 않는다.

⑦ 염소 소독약을 사용한 수영장에서의 수영은 좋지 않다. 염소는 강한 알칼리성인데 수영장에서는 이를 중화하기 위해서 염산을 사용하는데 염소와 염산은 약해진 비염 환자의 점막에는 좋지 않다. 소독약 냄새가 나지 않는 계곡, 해수욕장, 온천 등은 상관없다.

⑧ 충분한 휴식과 안정을 취하며 운동을 꾸준히 한다.

⑨ 코가 막혔을 때 식염수, 소금물, 죽염 등으로 세척하는 일은 금물이다.

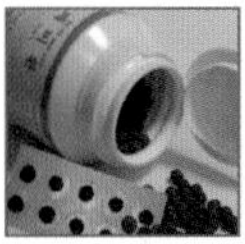

비염 치료 사례

❖ 사례 1

부비동염(축농증), 여, 5세

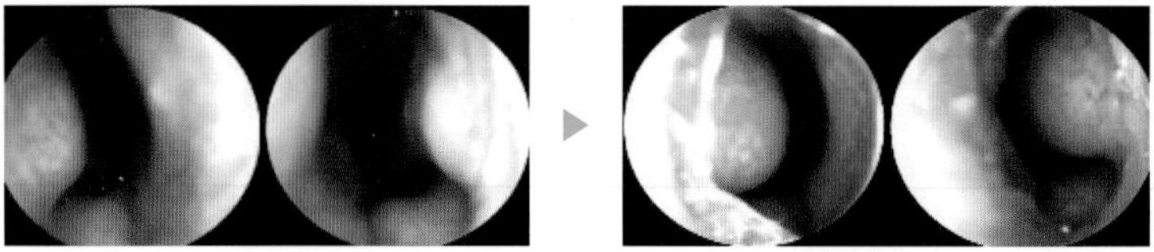

치료 전 치료 후

치료 전 : 5살의 여자아이로 증상이 생긴 지는 3개월밖에 되지 않았지만 비강 점막의 위축이 좌우 모두에서 상당히 많이 진행된 상태였다. 후비루가 주요 증상으로 이로 인해 기침이 잦고 거의 하루 종일 훌쩍거리는 상태였다.

치료 후 : 4개월 쾌비고를 붙인 뒤 모든 증상이 소실되고 점막의 상태가 완전 정상으로 돌아와 하비갑개가 완전한 모습을 하였다. 후비루는 물론이고 기침과 훌쩍거림도 완전히 없어지면서 아이의 안색도 좋아지고 표정이 밝아졌다.

❖ 사례 2

부비동염(축농증), 남, 16세

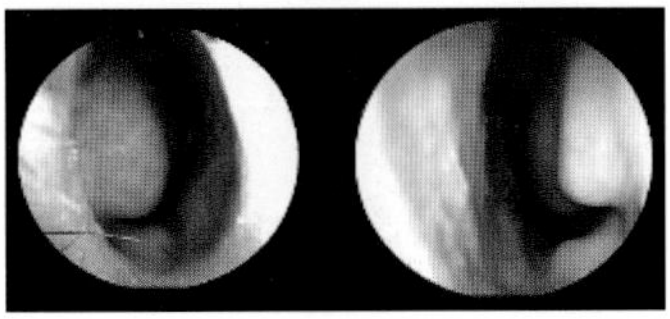

치료 전

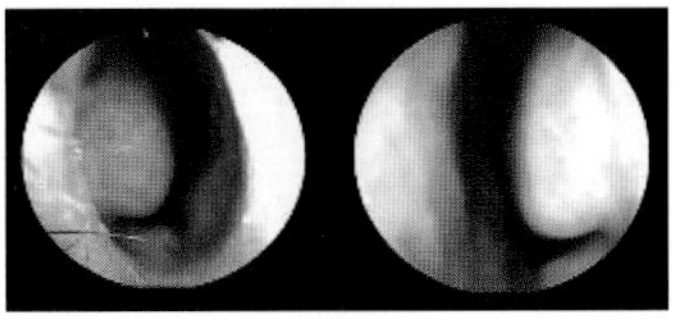

치료 후

치료 전 : 병력 6~7년의 16살 축농증 남자 환자로 좌우 점막의 위축이 상당히 심하게 진행되고 있는 중으로 코를 자주 들이마시게 되고 숨쉬기가 답답하다고 호소하였다.

치료 후 : 5개월 치료 후 좌우 점막의 위축이 사라지고 점막의 상태가 완전히 정상으로 돌아왔으며 모든 증상이 소실되었다.

❖ 사례 3

알레르기성 비염, 남, 48세

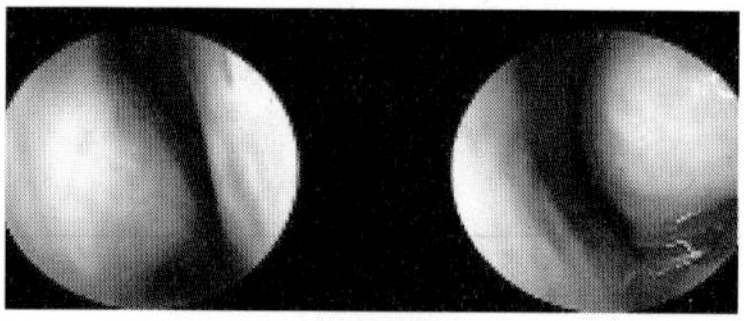

치료 전

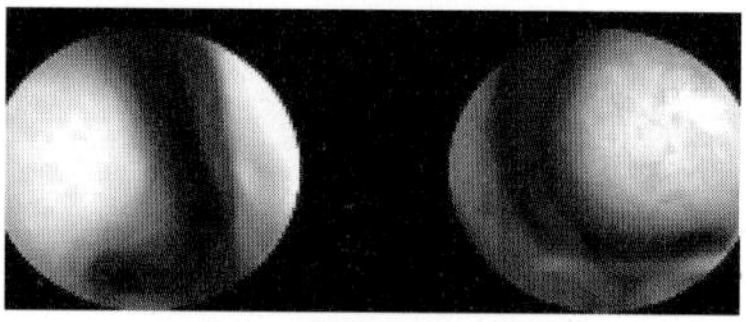

치료 후

치료 전 : 병력 10년 된 알레르기성 비염으로 고생하는 48세 남자 환자로 점막의 문제가 많지는 않지만 재채기를 심하게 하고 코는 계속 막혀 있으며, 두통이 자주 발생하고 코와 눈의 가려움증이 심했다. 후각 기능이 둔해져서 약한 냄새는 잘 맡지 못할 정도였다.

치료 후 : 4개월 쾌비고를 붙인 뒤 모든 증상이 소실되고 점막의 상태가 완전 정상으로 돌아온 것을 확인할 수 있었다.

❖ 사례 4

알레르기성 비염, 여, 15세

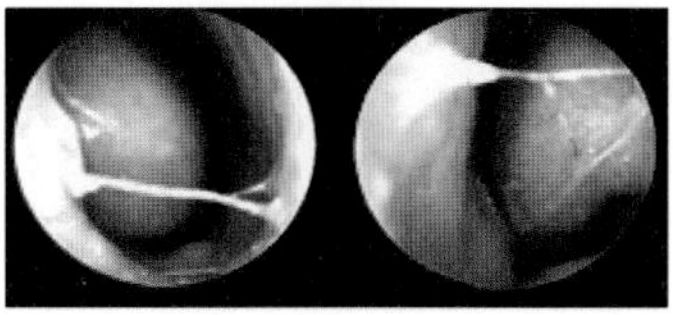

치료 전

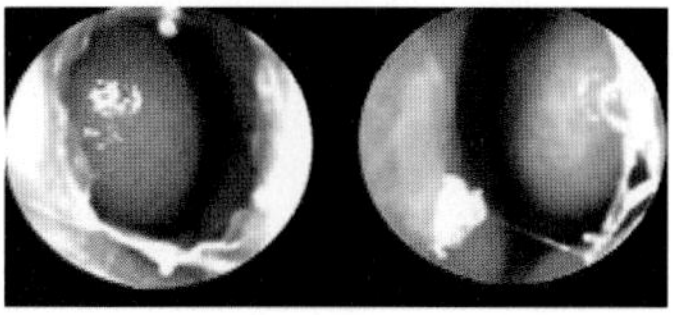

치료 후

치료 전 : 15세 여학생으로 병력은 7~8년 되었고 일 년 내내 증상을 보이는 알레르기성 비염 환자로, 재채기와 콧물, 후비루, 눈가려움 증상 등이 심했다. 비강 점막의 상태는 사진처럼 별로 나쁘지 않았다.

치료 후 : 중간에 코감기가 걸려서 치료 기간이 조금 더 늘어나 5개월이 되었다. 5개월 치료 후 모든 증상이 없어졌으며 점막이 정상으로 돌아왔다.

❖ 사례 5

비염, 남, 43세

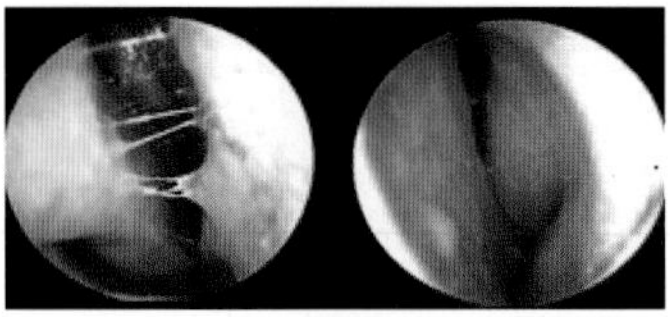

치료 전

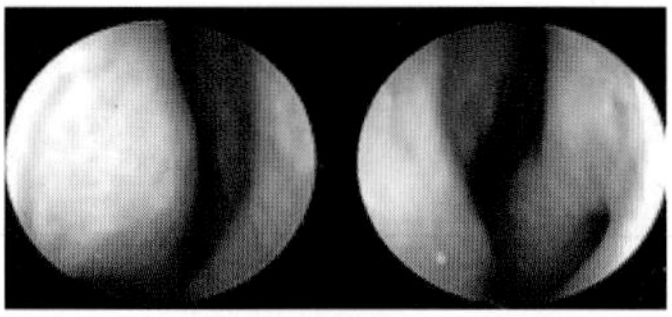

치료 후

치료 전 : 43세의 남자 환자로 병력 5개월의 비염을 가지고 있었다. 저녁마다 코가 막혀서 잠을 자지 못하고 하루 20번 이상 누런 코와 피가 섞인 코를 푸느라고 일상생활에 지장이 많은 상태였다. 오른쪽 점막은 위축이 심하여 콧물이 상당히 많이 나오는 상태였고 왼쪽은 완전히 막혀 있었다.

치료 후 : 쾌비고 고약 치료를 받으면 길항성 치료, 즉 위축된 것은 정상 크기로 만들고 부어서 막혀 있는 것은 정상 크기로 줄일 수 있는데 이 환자의 경우가 길항성으로 치료가 매우 잘 되었다. 코막힘이 사라졌고 오른쪽 코에서 심하게 나오던 콧물도 전혀 나오지 않게 되었다.

❖ 사례 6

부비동염(축농증)과 비염, 남, 59세

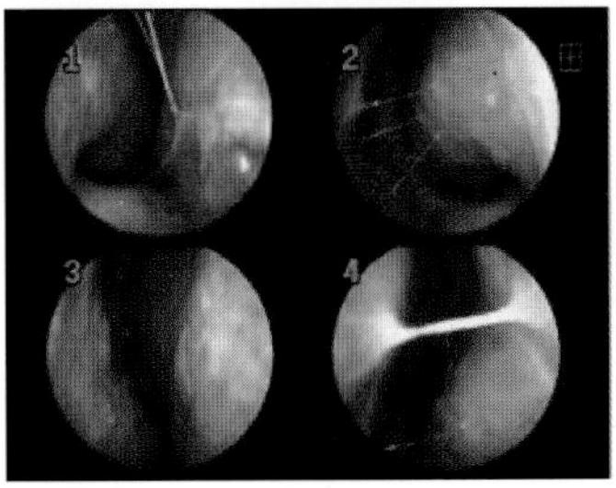

치료 전

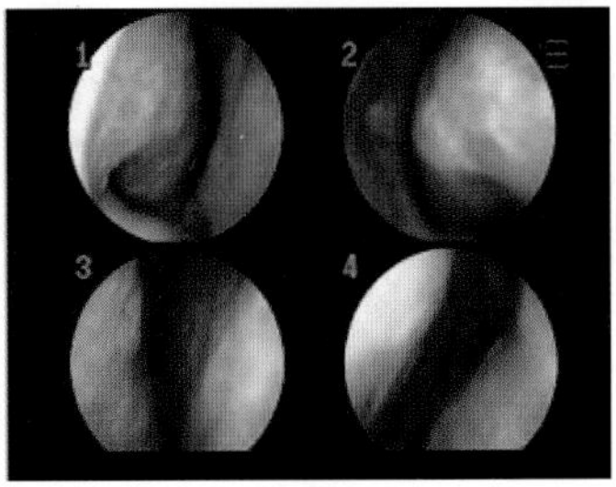

치료 후

치료 전 : 축농증과 비염으로 고생하던 59세의 남자 환자이다. 1년 반 전에 축농증 진단을 받고 수술을 하였으며 그 뒤부터 두통, 머리 무거움, 누런 코 분비, 상악동 부위 통증, 안면부 상열감 등이 있었다. 수술한 병원에서 축농증이 재발되었다며 재수술을 권유받은 상태였다. 축농증 증상 외에 재채기, 코막힘, 맑은 콧물, 간지러움 등의 비염 증상도 있었다.

치료 후 : 15주 쾌비고를 붙인 뒤 두통, 머리 무거움, 재채기, 코막힘 등의 전반적인 증상이 다 소실하였으며 축농증 재수술을 받을 필요가 없어졌다.

❖ 사례 7

소아 비염, 남, 9세

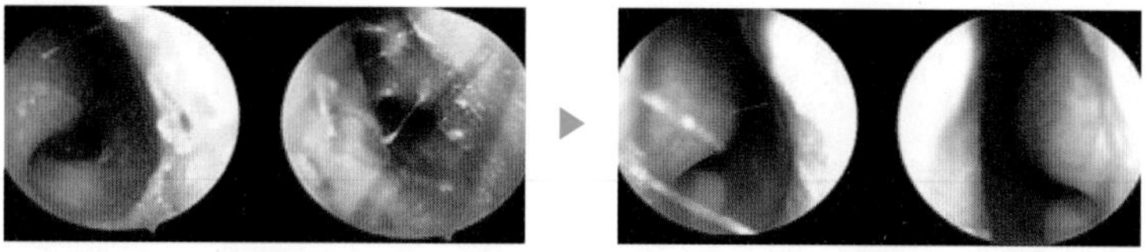

치료 전　　　　　　　　　　치료 후

치료 전 : 9세의 남자아이로 일 년 내내 코막힘이 심하였다. 아침이면 코막힘 증상이 더 심했고, 누런 콧물이 하루 종일 나와서 늘 훌쩍거리는가 하면 하도 자주 코를 풀어서 코가 헐어 있었다.

치료 후 : 6개월 치료 후에 모든 증상이 사라져 누런 코도 나오지 않고 코도 막히지 않게 되었다.

❖ 사례 8

만성 비염과 후비루, 남, 15세

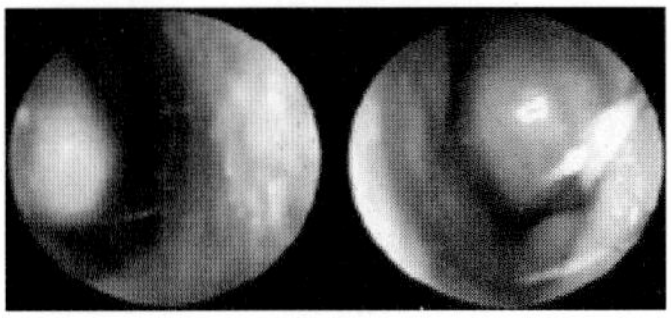

치료 전

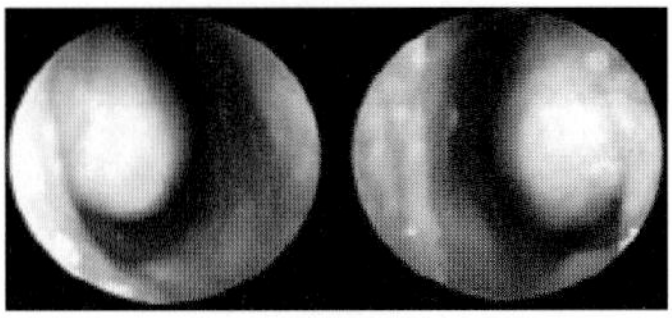

치료 후

치료 전 : 15세의 남학생으로 병력 2~3년 된 비염이 있었다. 아침이면 심하게 코가 막히고 누런 코가 하루 종일 나와서 하루에 20~30번씩 코를 풀어야만 했다. 코가 목으로 넘어가는 후비루 증상도 있었고, 두통이 심해서 집중이 잘 안 되고 감기에 잘 걸렸다.

치료 후 : 2개월 쾌비고 치료로 완치되어 어떤 증상도 남아 있지 않았다.

❖ 사례 9

만성 비염, 남, 9세

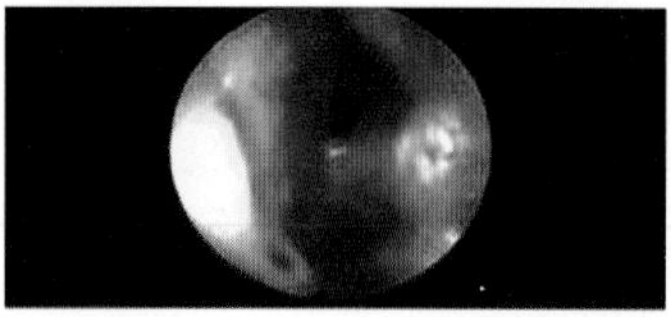

치료 전

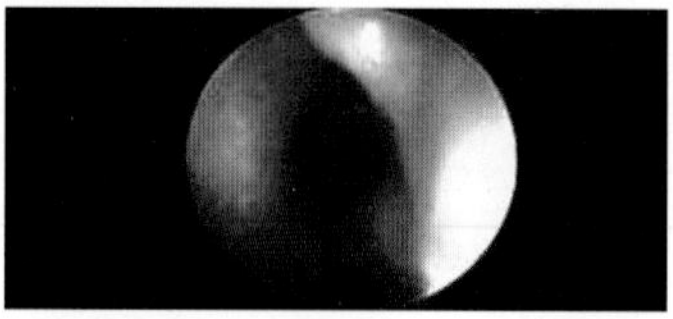

치료 후

치료 전 : 9세의 남자아이로 코가 항상 막혀서 답답하니까 입을 벌리고 생활하는 게 습관이 되어 있었고, 잘 때도 입을 벌리고 잔다고 했다. 코와 입에서 냄새가 나고 콧물 때문에 하루 종일 코에 손이 가고 무의식중에도 손으로 코를 비비는 버릇이 생길 정도였다.

치료 후 : 3개월 동안 쾌비고 치료를 받은 뒤 부어 있던 비강 점막이 모두 가라앉아서 코로 숨을 쉴 수 있게 되었다. 늘 벌리고 다녔던 입이 자연스레 다물어졌으며 잘 때에도 코로 숨을 쉴 수 있었다. 콧물도 없어졌으며 코를 비비는 버릇이 남아서 하루에 한두 번씩 코로 손이 가기는 하지만 비비지는 않았다.

❖ 사례 10

비후성 비염, 남, 33세

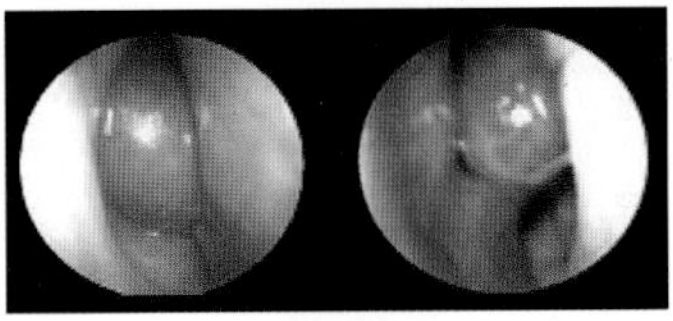

치료 전

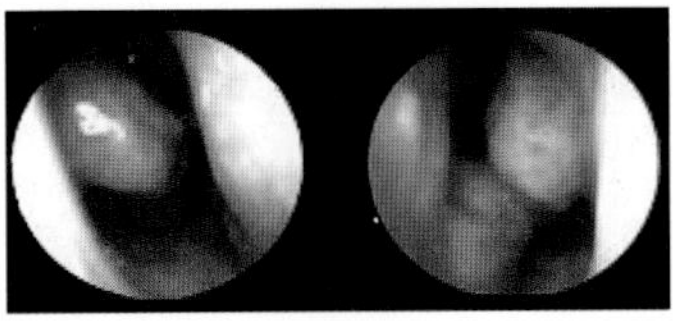

치료 후

치료 전 : 비후성 비염으로 10년 정도 고생해온 33세 남자 환자이다. 비강 점막을 보면 알 수 있듯이 좌우 점막이 심하게 부은 비후성 비염으로 늘 코가 막히고 이로 인해 심하게 코를 골고 콧물을 하루 30번 이상 풀어 댈 정도로 심했다. 코맹맹이 소리를 하다 보니 사회생활에도 지장이 있었다.

치료 후 : 10회 치료 만에 좌우 점막이 현저하게 줄어드는 걸 확인할 수 있었다. 굽어 있는 비중격은 굳이 수술할 필요가 없었다. 굽은 비중격을 바로 편다고 해서 점막이 줄어들지 않으며 간혹 이비인후과에서 비중격을 수술한다고 하면서 커져 있는 점막을 잘라내서 점막 위축을 초래하여 온도와 습도 조절의 정상 기능을 상실하게 하는 우를 범하는 경우가 많다.

❖ 사례 11

알레르기성 비염, 남, 17세

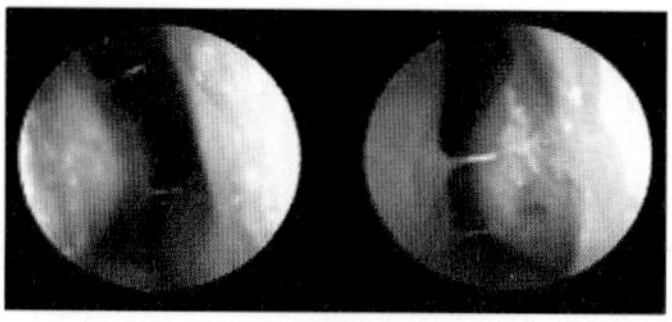

치료 전

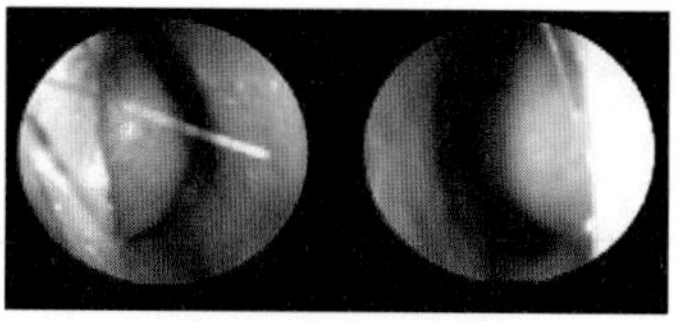

치료 후

치료 전 : 3년 이상 알레르기성 비염으로 고생해 온 17세의 남자 환자이다. 주요 증상으로 재채기와 콧물이 심해서 하루에 20번 이상 코를 풀어대야 했다. 점막을 보면 좌우 분비물이 점막에 잔뜩 끼어 있을 뿐만 아니라 우측 점막은 상당히 위축되어 있고 약간의 부종도 보인다.

치료 후 : 3개월 치료 후에 점막의 분비물은 전혀 보이지 않으며 위축되어 있던 우측의 점막이 치료 후에 완전히 정상적인 크기로 돌아왔다. 부어 있던 좌측의 부종도 가라앉았다.

❖ 사례 12

알레르기성 비염, 남, 14세

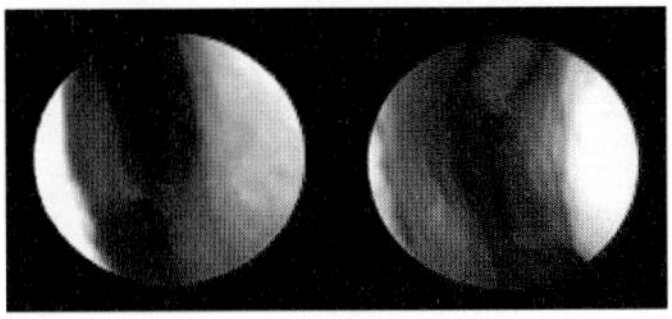

치료 전

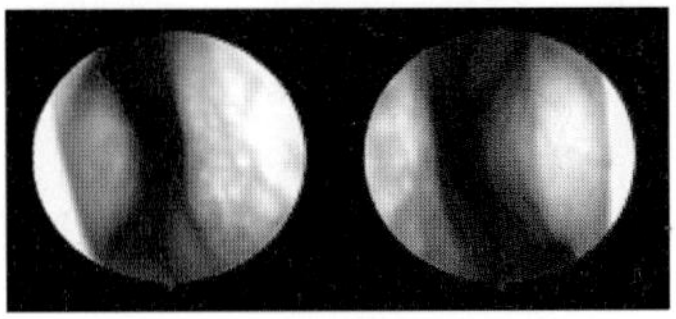

치료 후

치료 전 : 3년 병력의 14세 남자 환자로 알레르기 비염 증상을 호소하였지만 비강을 내시경으로 살펴본 결과 좌우 모두에서 위축성 비염이 상당히 진행된 상태였다. 재채기를 하루에 20번 이상 하고 코는 하루 종일 막혀서 하루에 20번 정도 코를 풀어야 할 정도로 심했으며, 눈과 코가 심하게 가려운 증상이 있었다. 좌우 상태를 보면 우측이 매우 위축되어 비강이 너무 넓어졌으며 좌측 점막은 심하게 찌그러져 있었다.

치료 후 : 4개월 치료 후 우측의 점막은 상당히 회복되어 있으며 좌측의 점막도 상당히 부드러워져 있는 것을 볼 수 있다. 알레르기 증상은 치료 중에 모두 없어졌다.

❖ 사례 13

알레르기성 비염, 여, 57세

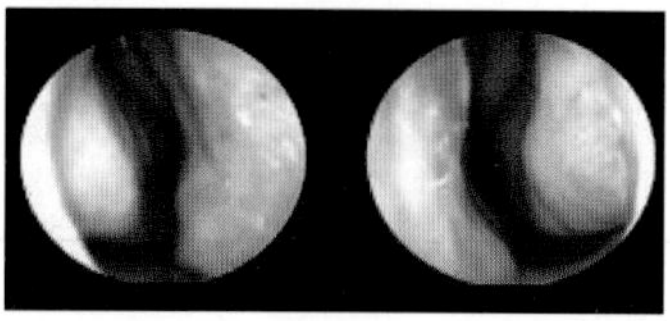
치료 전

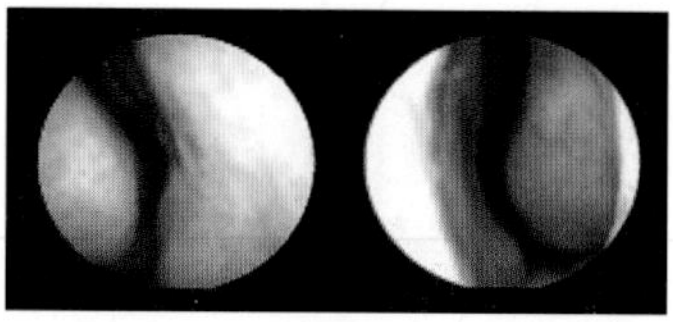
치료 후

치료 전 : 57세의 사계절 비염 증상을 가지고 있는 여자 환자로 재채기, 콧물, 코막힘, 가려움을 동반하고 있었다. 점막이 위축되어 있고 색도 창백한 상태였다.

치료 후 : 4개월 치료 후 점막의 크기가 정상적으로 돌아오고 색도 정상적인 붉은 색으로 바뀐 걸 알 수 있다. 이런 경우는 일시적으로 증상이 없어진 것이 아니라 점막이 완전히 정상적으로 돌아왔기 때문에 다시는 알레르기성 비염이 재발하지 않는다.

❖ 사례 14

부비동염(축농증), 남, 13세

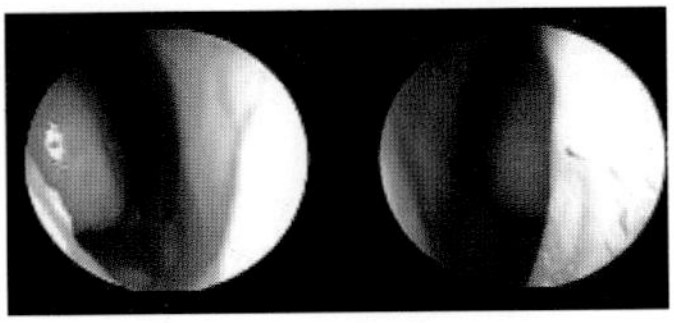

치료 전

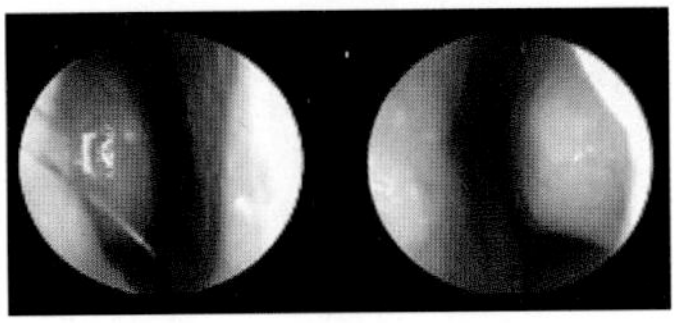

치료 후

치료 전 : 13세의 남자 환자로, 부비동에서 흘러나온 농이 좌우에서 모두 관찰이 되고 우측 점막이 조금 위축되어 있는 걸 볼 수 있다. 증상으로는 코막힘이 심해서 코맹맹이 목소리가 심하고 하루에 누런 콧물을 20번 이상 풀어댔으며 후비루도 심했다.

치료 후 : 점막을 보면 부비동에서 흘러나오는 농이 전혀 보이지 않으며 위축되었던 우측 점막도 완전 정상 크기로 돌아왔다. 심하던 코맹맹이 소리가 완전히 없어져 생활에 자신감을 회복하였다.

❖ 사례 15

축농증 • 알레르기성 비염, 여, 25세

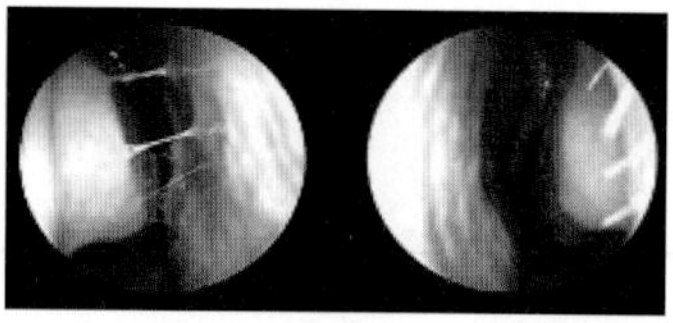

치료 전

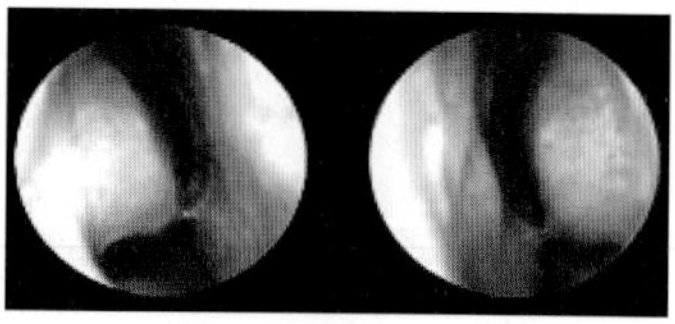

치료 후

치료 전 : 25세의 여자 환자로, 좌우 점막에서 농이 흘러나와 비중격과 하비갑개에 농이 들어 있고 좌우 점막의 위축이 진행되고 있는 걸 볼 수 있다.

치료 후 : 3개월 치료 후 농이 나오지 않고 점막의 상태가 정상적인 크기와 모습을 보이고 있다. 재채기도 하지 않고 알레르기에 의한 콧물도 전혀 나오지 않는다.

❖ 사례 16

만성 비염, 여, 27세

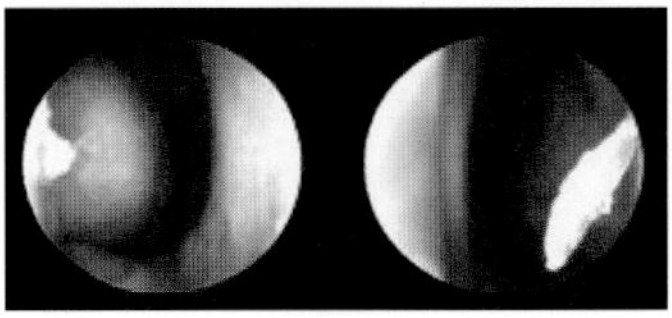

치료 전

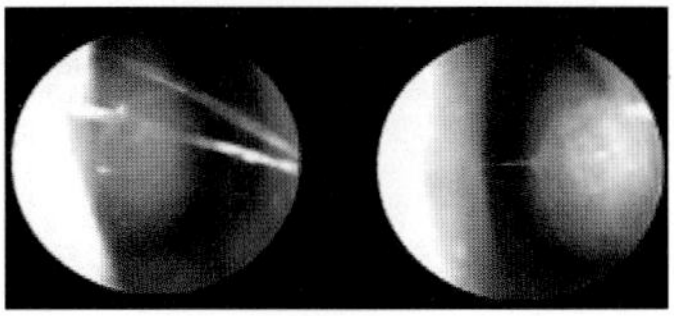

치료 후

치료 전 : 27세의 여자 환자로, 누런 코와 흰 코가 번갈아 나와서 하루에 5번 이상 코를 풀고 후비루가 심하며 아침마다 코막힘이 있었다. 코에서 약간의 냄새도 난다고 호소하였고, 코맹맹이 목소리도 있었다. 비강 점막을 보면 우측보다 좌측의 점막이 상당히 심하게 위축되어 있었으며 다른 이상 징후는 없었다.

치료 후 : 4개월 치료 후 심하게 위축되었던 좌측 점막이 정상 크기로 돌아와 온도와 습도 조절이 정상적인 기능을 할 수 있게 되었다.

❖ 사례 17

알레르기성 비염, 여, 52세

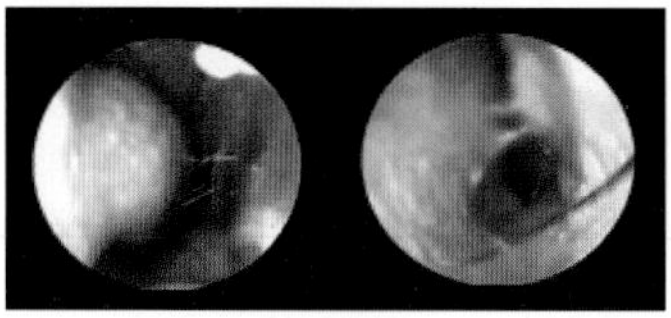

치료 전

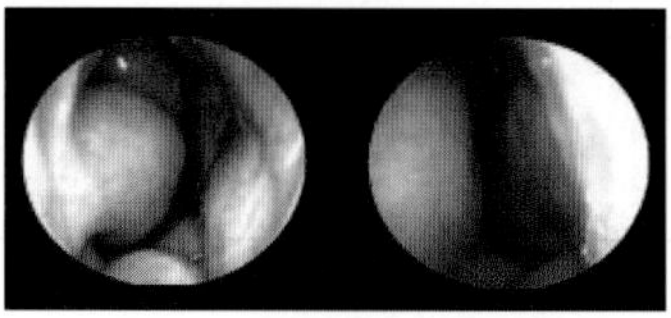

치료 후

치료 전 : 52세의 여자 환자로, 알레르기성 비염 증상으로 재채기, 콧물, 코막힘의 3대 증상뿐만 아니라 두통도 심하고 코피가 자주 나서 생활에 불편함이 많았다. 우측 점막을 보면 심하게 변형이 되어서 다시 좋아질 가능성은 거의 없으며 그대로 두어도 아무런 증상은 생기지 않는다. 이 환자는 우측 점막 때문에 비염이 생긴 건 아니고 좌측의 좁아진 비강 때문에 생겼다.

치료 후 : 3개월 치료 후 우측은 변화가 없지만 좌측은 좁아진 비강이 많이 넓어지면서 위축되었던 점막이 많이 복구된 걸 알 수 있다. 두통을 포함한 알레르기 비염 증상들이 모두 없어지면서 완치되었다.

❖ 사례 18

알레르기성 비염, 남, 16세

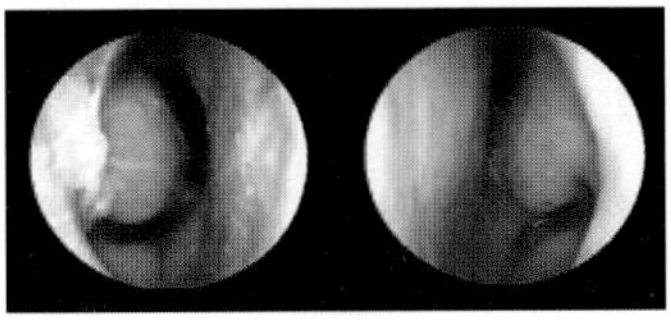

치료 전

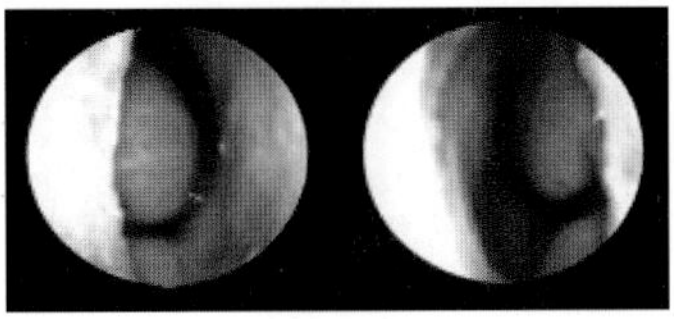

치료 후

치료 전 : 알레르기성 비염이 발병한 지 4~5년이 된 16세의 남학생으로 재채기, 코막힘, 콧물, 가려움증이 심하고 축농증을 같이 가지고 있어서 코맹맹이 소리가 심했다.

치료 후 : 2개월 치료 후 부어 있고 분비물이 많았던 점막은 치료 후 좌우 모두 정상적인 크기로 변하면서 분비물이 전혀 보이지 않고 있다. 알레르기성 비염 증상은 물론이고 코맹맹이 소리도 완전히 없어졌다.

❖ 사례 19

소아 비염, 여, 8세

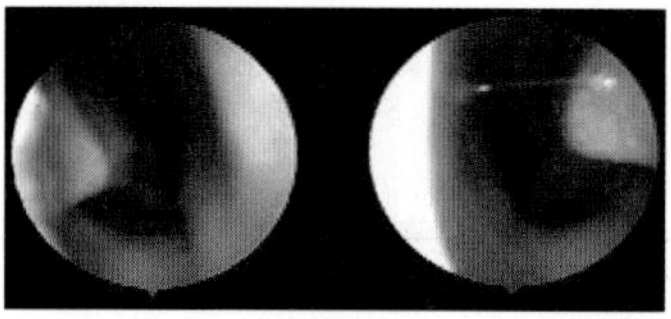

치료 전

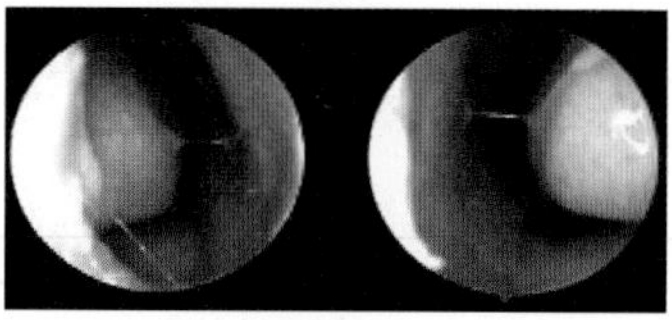

치료 후

치료 전 : 8세의 여자아이로, 증상이 나타난 지는 몇 개월밖에 되지 않았지만 내시경을 찍어본 결과 상당히 오래 진행된 상태였다. 소아 비염 환자들의 경우, 콧물이 주로 많고 코까지는 별로 없는 것이 특징인데 이 아이는 코딱지가 상당히 많았다. 점막이 많이 위축되어 있었기 때문이다. 좌우 점막이 소아의 비강이라고 하기에는 심하게 위축되어서 온도와 습도 조절이 거의 되지 않는 상황이었다.

치료 후 : 점막이 원래 크기로 돌아왔고 증상도 없어져서 훌쩍거림도 사라졌다.

❖ 사례 20

소아 비염, 남, 8세

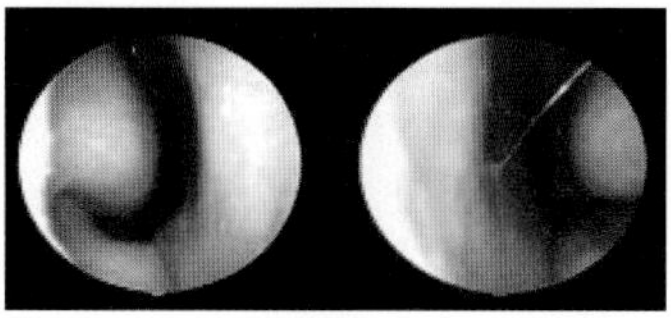

치료 전

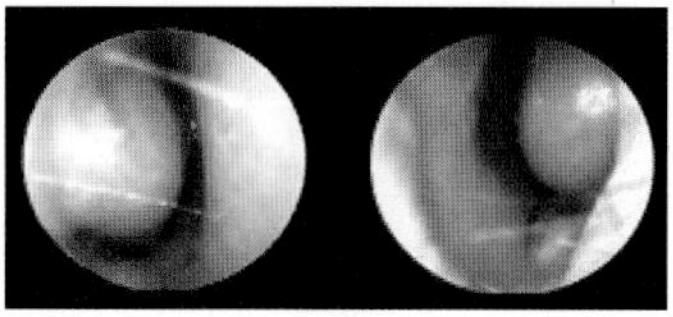

치료 후

치료 전 : 전형적인 소아 비염 증상을 보이는 병력 4~5년의 8세 남아 환자이다. 대부분의 소아 비염 환자들은 스스로 콧물을 제어할 수 없어서 늘 훌쩍거리는 게 특징인데 이 때문에 집중력이 떨어지게 된다. 후비루 때문에 자꾸 코를 훌쩍거렸고 비강의 우측보다 좌측의 점막이 많이 위축되어 있었다.

치료 후 : 비강이 정상적인 크기로 바뀌면서 위축된 상태도 모두 해결된 걸 볼 수 있었다.

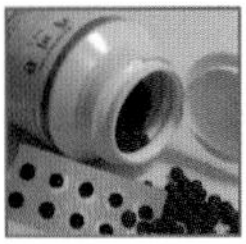

환자가 직접 쓴 생생 치료 후기

라경찬한의원 치료후기

성함 남 연우 님　　**작성날짜** 2014년 3월 17

연우는 어릴적부터 알레르기 관련질환인 아토피부터 시작해서
비염. 천식성기침등으로 많은 고생을 했습니다.
특히 계절이 바뀔려하는 환절기때면 알레르기비염이 심해
눈.귀까지 가려워하고 코가 막혀 잠잘때는 입을 벌리고 자기가
다반사였고 아침에 일어나면 코푼종이가 침대주위를 장식했습니
일시적인 양약은 치료보다는 상태를 약간 누그러뜨리는 정도였지
언제나 비염은 아이를 힘들고 학습에도 지장을 주었습니다.
엄마로서 치료를 해주지 못하는 미안함과 답답함으로 시간을
보내던중 우연히 internet을 통해 라경찬 한의원을 알게되었습
니다. 처음엔 치료법이 너무 간단해서 약간의 의구심도 들었습니다
하지만 마지막선택이란 마음으로 외모에 신경을 쓰는 여자아이를
설득시켜 5개월간 치료를 성실히 원장선생님 지시대로 충실히
했습니다. 첫고약부터 신기하게 효과가 나타났지요. 아이를 인내
시키기가 한결수월해졌고 호전되어가는 증상을 느끼면서 아이도
불평없이 치료에 적극적이었습니다.
조마한 마음을 안고 한의원에 들어섰고 완치판정을 받았습니다
아이도. 저도 무슨 시험에 합격한듯 기뻤습니다.
재발도 없다니 이보다 더 기쁠수가 없네요.
치료법도 간단하고 효과 100%인 "쾌비고" 신비함에
놀랄뿐입니다. 라경찬 한의원의 무궁한 발전 바랍니다
감사합니다. 원장님. 화이팅!!!

주소 : 대구광역시 달서구 성당동 829-23
TEL : 053-656-7588 / 070-7520-7581

남연우

생생 치료 후기 1

“치료법이 너무 간단해서 의구심이 들었어요”

연우는 어릴 적부터 알레르기 관련 질환인 아토피부터 시작해서 비염, 천식성 기침 등으로 많은 고생을 했습니다. 특히 계절이 바뀌려고 하는 환절기 땐 알레르기 비염이 심해 눈, 귀까지 가려워하고 코가 막혀 잠잘 때는 입을 벌리고 자기가 다반사였고 아침에 일어나면 코푼 종이가 침대 주위를 장식했습니다.

일시적인 양약은 치료보다는 상태를 약간 누그러뜨리는 정도였지 언제나 비염은 아이를 힘들게 해서 학습에도 지장을 주었습니다. 엄마로서 치료를 해주지 못하는 미안함과 답답함으로 시간을 보내던 중 우연히 internet을 통해 라경찬한의원을 알게 되었습니다. 처음엔 치료법이 너무 간단해서 약간의 의구심도 들었습니다. 하지만 마지막 선택이란 마음으로 외모에 신경을 쓰는 여자아이를 설득시켜 5개월간 치료를 원장선생님 지시대로 충실히 했습니다. 첫 고약부터 신기하게 효과가 나타났지요. 아이를 인내시키기가 한결 수월해졌고 호전되어가는 증상을 느끼면서 아이도 불평 없이 치료에 적극적이었습니다.

조마조마한 마음을 안고 한의원에 들어섰고 완치 판정을 받았습니다. 아이도, 저도 무슨 시험에 합격한 듯 기뻤습니다. 재발도 없다니 이보다 더 기쁠 수가 없네요.

치료법도 간단하고 효과 100%인 ‘쾌비고’ 신비함에 놀랄 뿐입니다. 라경찬한의원의 무궁한 발전 바랍니다. 감사합니다. 원장님. 파이팅!!!

라경찬 한의원

라경찬한의원 치료후기

성함 박 지 수 **작성날짜** 2013. 8.

비염 증상이 너무 오래 되어서 생활하는데 불편함이 많았습니다.
이곳 저곳 안 다녀본 병원이 없을정도로 많이 다니다가 라경찬 한의원에
내원하게 되었습니다.
원장님의 친절하신 치료방법과 관리법까지 알려주셔서 제가 이제껏
다녀왔던 병원과는 다른 치료법을 하시더군요. 너무 간단해요...
지금 4주째를 지나고 있는데 비염으로 점점 꽉 막혔던 코가
지금은 막히는 경우가 현저하게 줄었습니다.
무엇보다 밤에 잘 때도 푹 자는것 같아서 매일 매일이 상쾌합니다.
남은 기간 열심히 원장님께서 말씀해주신대로 관리를 꾸준히 하면서
치료를 받아야 겠어요. 지금 상태를 보니 정말 원장님께 너무 너무 감사드립니다.
제 주변사람들에게도 많이 홍보해야 겠어요. 다시 한번 감사드립니다. ^^

생생 치료 후기 2

"비염 때문에 안 다녀본 병원이 없습니다"

비염 증상이 너무 오래 되어서 생활하는 데 불편함이 많았습니다. 이곳 저곳 안 다녀본 병원이 없을 정도로 많이 다니다가 라경찬한의원에 내원하게 되었습니다.

원장님이 친절한 치료 방법과 관리법까지 알려주셔서 제가 이제껏 다녀왔던 병원과는 다른 치료법을 하시더군요. 너무 간단해요. 지금 4주째를 지나고 있는데 비염으로 점점 막혔던 코가 지금은 막히는 경우가 현저하게 줄었습니다.

무엇보다 밤에 잘 때도 푹 자는 것 같아서 매일매일 상쾌합니다. 남은 기간 열심히 원장님께서 말씀해주신 대로 관리를 꾸준히 하면서 치료를 받아야겠어요. 지금 상태를 보니 정말 원장님께 너무 너무 감사드립니다. 제 주변 사람들에게도 많이 홍보해야겠어요. 다시 한 번 감사드립니다.

치 료 후 기

쾌비고 네트워크

2012. 1. 20 박 진하

저는 40대 남성으로 비염을 앓은 지는 20년 정도 되었습니다.
처음에는 감기로 만 알고있어고 치료도 감기치료를 하였으며
장시간 치료를 하였으나 효과가 없어 이비인후과에 물어봤더니
하는말이 비염이며 완치는 불가능하고 완화는 할수있다
라고만 하였습니다.
항상 비염은 불치병이라 생각하고 살았으며 봄에서 여름으로
넘어가는 계절은 매우 힘들었습니다.
회사 생활 에서도 회의할 때나 사람들을 만날 때마다
항상기침, 콧물로 자신감이 잃고 나 자신이 항상 위축되었습니다.
우연히 인터넷에서 라경찬 한의원을 알게 되어서 치료를
받으면서도 반신반의 하였습니다.
다른 한의원에서 침도 맞아보고 한약을 먹으본터라 치료받을
때면 효과가 있다가 치료를 중단하면 좋전처럼
되었으니까요.
6개월 이상 넘는 시간동안 이소로서 대하여 주시고 오랜
고통에서 벗어나게 하여주시고 자신감을 회복하게 해주신
원장님께 진심으로 감사드립니다.

생생 치료 후기 3

"비염은 불치병이라 생각하고 살았습니다"

저는 40대 남성으로 비염을 앓은 지는 20년 정도 되었습니다. 처음에는 감기로만 알고 있었고 치료도 감기 치료를 하였으며 장시간 치료를 하였으나 효과가 없어 이비인후과에 물어봤더니 하는 말이, 비염이며 완치는 불가능하고 완화는 할 수 있다고만 하였습니다.

항상 비염은 불치병이라 생각하고 살았으며 봄에서 여름으로 넘어가는 계절은 매우 힘들었습니다. 회사 생활에서도 회의할 때나 사람들을 만날 때마다 항상 기침, 콧물로 자신감을 잃고 나 자신이 항상 위축되었습니다.

우연히 인터넷에서 라경찬한의원을 알게 되어서 치료를 받으면서도 반신반의하였습니다. 다른 한의원에서 침도 맞아보고 한약을 먹어본 터라 치료받을 때만 효과가 있다가 치료를 중단하면 종전처럼 되었으니까요.

6개월 이상 넘는 시간 동안 잘 대하여 주시고 오랜 고통에서 벗어나게 하여 주시고 자신감을 회복하게 해주신 원장님께 진심으로 감사드립니다.

치 료 후 기

www.hujun.net
라경찬한의원

2011. 4. 2 성은미 님

저는 어릴 때부터 코질환을 다 안고 살았습니다. 축농증 비염 등으로 고생하고 또는 몇 개월을 이비인후과에 다니며 치료를 받았지요. 병원에 다니며 치료를 받을 때는 괜찮았지만, 약을 먹거나 주사를 맞지 않으면 다시 코막힘, 콧물, 후각 이상 마비 등으로 고통을 받았습니다. 또 주변에 유명하다는 한의원에 가서 침도 맞아보고 한약도 먹어 보았지만 별 효과를 보지 못 했습니다. 그러다 신랑이 라경찬 한의원을 소개해 주었고, 2010년 치료를 시작했습니다. 미간에 자국이 남아 보기엔 흉했지만 치료를 시작하면서 놀라운 변화를 경험했습니다. 코로 숨도 쉬고 콧물도, 재채기도 안 나고 정말 삶이 달라지는 경험이었지요.^^ 정확히 기억은 나지 않지만 몇 개월 치료 끝에 완치되었다는 판단을 받고 몇 년 코 질환 없이 살았어요. 환절기 때 한 시간 정도 계속해서 재채기를 하며 살았던 저로서는 더없는 축복이었습니다. 선생님께서 당분간 수영은 하지 말라셨는데 저는 수영만 안 하면 되는 줄 알았어요. 매일 물놀이장 가서 하는 건 수영이 아닌 줄 알아서 그랬..^^ 다시 코가 나빠지고 저는 다시 라경찬 한의원을 찾았습니다. 지금껏 이만큼 효과를 본 곳이 없었기 때문이지요. 코가 나빠져 두려워 아이에게 책도 못 읽어

주었었는데. 오늘로 6개월. 치료가 끝나 정말 기쁩니다. 참 신기하지요. 미간에 약을 붙이는데, 그 작은 약으로 겪어보지 않으면 절대 알 수 없는 고통스러운 증상이 사~악 사라지게 만듭니다. 잠시 빨간 자국이 남는 건 아무것도 아닙니다. 1차 치료 후 경험해 본 바로는 흉터는 남지 않아요~
저는 라경찬 한의원의 전도사가 될 것 같습니다.
원장님, 건강하세요. 감사합니다..

생생 치료 후기 4

"어릴 때부터 코 질환은 모두 안고 살았습니다"

저는 어릴 때부터 코 질환은 다 안고 살았습니다. 축농증, 비염 등으로 중학교 때는 몇 개월을 이비인후과에 다니며 치료를 받았지요. 병원에 다니며 치료를 받을 때는 괜찮았지만, 약을 먹거나 주사를 맞지 않으면 다시 코막힘, 콧물, 후각 기능 마비 등으로 고통을 받았습니다.

주변에 유명하다는 한의원에 가서 침도 맞아보고 한약도 먹어보았지만 별 효과를 보지 못했습니다. 그러다 신랑이 라경찬한의원을 소개해주었고, 2002년 치료를 시작했습니다. 미간에 자국이 남아 보기엔 흉했지만 치료를 시작하면서 놀라운 변화를 경험했습니다.

코로 숨도 쉬고 콧물과 재채기도 안 나고 정말 삶이 달라지는 경험이었지요. 정확히 기억은 나지 않지만 몇 개월 치료 끝에 완치되었다는 진단을 받고 몇 년 코 질환 없이 살았어요. 환절기 때 한 시간 정도 계속해서 재채기를 하며 살았던 저로서는 더 없는 축복이었습니다. 선생님께서 평생 수영은 하지 말라셨는데 저는 수영만 안 하면 되는지 알았어요. 애랑 물놀이장 가서 하는 건 수영이 아닌 줄 알아서 그만…….

다시 코가 나빠지고 저는 다시 라경찬한의원을 찾았습니다. 지금껏 여기만큼 효과를 본 곳이 없었기 때문이지요. 코가 나빠져 누워서 아이에게 책도 못 읽어 주었었는데, 오늘로 6개월 치료가 끝나 정말 기쁩니다.

참 신기하지요. 미간에 약을 붙이는데, 그 작은 약으로 겪어보지 않으며 결코 알 수 없는 고통스러운 증상이 사악 사라지니 말입니다. 잠시 벌건 자국이 남는 건 아무 것도 아닙니다. 1차 치료 후 경험해본 바로는 흉터도 남지 않아요.

저는 라경찬한의원의 전도사가 될 것 같습니다 원장님 건강하세요. 감사합니다.

치 료 후 기

www.hujun.net
라경찬한의원

황 정호. 2010. 12. 6. 월

16세 남자애를 둔 아빠인데. 아들의 커는 모습을 보고
너무나 안타까워 자나가 인터넷을 뒤져서 대구에 있는 라경찬
한의원을 알았습니다. 우리애가 키는 그닥이 크진 않는데 거의
줄이 맨 뒤도 없고 반친구들과 눈기리 운동. 공부할 때 너무 신경써서
보는데 안타까워 하던중 이렇게 와서 상담한 선생님께서
시키신대로 꾸준히 고약을 먹이니 너무나 효과가 좋아서
다시 들러서 치료를 계속시 너무나도 많이 호전된 모습에
놀랐습니다. 완치를 할려면 조금더 치료를 받아서
완전히 뼈끝을 붙여야 겠다는 생각에 다시 들러가는
마음으로 약을 사가지고 갑니다. 천안에서 왔는데
올때는 지루했지만 갈때는 아들의 좋은 치료효과 덕분에
가볍게 좋게 갑니다. 고맙습니다. 번창하세요!

생생 치료 후기 5

"아들의 자는 모습이 늘 너무 안타까웠습니다"

16세 남자애를 둔 아빠인데 아들의 자는 모습을 보고 너무나 안타까워 자다가 인터넷을 뒤져서 라경찬한의원을 알았습니다.

우리 애가 자면서 코 고는 모습이 숨이 멎을 정도였고, 만성 두통과 눈 가려움증, 코막힘이 너무 심해서 평소에 안타까워하던 중 이렇게 와서 10주간 선생님께서 시키신 대로 꾸준히 고약을 붙이니 너무나 효과가 좋아서 다시 들러서 진료를 해보니 너무나도 많이 호전된 모습에 놀랐습니다.

완치를 하려면 조금 더 치료를 받아서 완전히 뿌리를 뽑아야겠다는 생각에 다시 즐거운 마음으로 약을 사가지고 갑니다. 진주에서 왔는데 올 때는 지루했지만, 갈 때는 아들의 좋은 치료 효과 덕분에 기분 좋게 갑니다. 고맙습니다. 번창하세요!

치 료 후 기

쾌비고 한의원

이병원 저병원 다니면서 거의 포기한 상태였는데
누가 소개시켜줘서 치료기간도 짧고 가격도 괜찮아서
혹시나 하는 마음에 치료를 받아 보았는데 치료방법이
수박씨 같은거 이마에 하나 붙여주시길래 솔직한 마음
으로 장난하나? 이게 치료야? 생각했었는데
2주 후반 3주째 부터 코가 편해지는걸 느끼고
솔직히 너무 신기했습니다.
특히, 치료 전 코속 사진과 치료 후 코속 사진을 찍어서
보여주니까 치료효과를 확실히 느낄수 있어 좋았습니다.
치료가 거의 끝난 지금은 예전에 매일 킁킁 대고 코풀던
때가 생각이 안날 정도로 너무 시원하고
아~~ 이게 숨쉬는 기분이구나 ~ 하는걸 느꼈습니다.
10년 넘게 고생하던걸 3달도 채 안되서 해결해 주시니
넘넘 기쁩니다. 비염환자들에게 적극추천합니다

생생 치료 후기 6

"수박씨 같은 거 붙여주길래 장난하나 생각했지요"

이 병원 저 병원 다니면서 거의 포기한 상태였는데 누가 소개시켜줘서 치료 기간도 비교적 짧고 가격도 괜찮아서 혹시나 하는 마음에 치료를 받아보았는데, 치료 방법이 검은 수박씨 같은 거 이마에 하나 붙여주시길래 솔직한 마음으론 장난하나? 이게 치료야 생각했는데 2주 후반 3주째부터 코가 편해지는 걸 느끼고 솔직히 너무 신기했습니다.

특히, 치료 전 코 속 상태와 치료 후 코 속 상태를 사진으로 찍어서 보여주니까 치료 효과를 확실히 느낄 수 있어서 좋은 것 같습니다.

치료가 거의 끝난 지금 예전에 매일 킁킁대고 코풀던 때가 생각이 안 날 정도로 너무 시원하고 '아,이게 숨쉬는 기분이구나' 하는 걸 느꼈습니다. 10년 넘게 고생하던 걸 3달도 채 안 돼서 뚫어주시니 넘넘 기쁩니다. 비염 환자들에게 적극 추천합니다.

치 료 후 기

www.hujun.net
하경천한의원

초등학생때 부터 30년 가까이 비염으로 고생하면서 비염에 좋다는 치료는 다 해봤지만 효과가 없었다.

우연히 인터넷으로 하경천한의원을 알게 되면서 치료를 시작 했는데 효과가 매우 만족스럽다. 다른 치료처럼 매일 하는것도 아니고 비용도 절감되고 치료도 간편해서 꾸준히 치료 중이다. 아들도 엄마를 닮아서 똑같이 비염이 있어서 같이 치료중인데 아들의 코막힘 소리가 안나고 코가 시원하다고 해서 아들도 열심히 치료중이다. 재채기가 심했는데 치료 1달 했는데 80% 이상 좋아졌다. 주위에 많이 알리고 싶다.

생생 치료 후기 7

"30년 가까이 비염으로 고생하였다"

초등학생 때부터 30년 가까이 비염으로 고생하면서 비염에 좋다는 치료는 다 해봤지만 효과가 없었다. 우연히 인터넷으로 라경찬한의원을 알게 되면서 치료를 시작했는데 효과가 매우 만족스럽다.

다른 치료처럼 매일 하는 것도 아니고 비용도 절감되고 치료도 간단해서 꾸준히 치료 중이다. 아들도 엄마를 닮아서 똑같이 비염이 있어서 같이 치료 중인데 아들의 코막힘 소리가 안 나고 코가 시원하다고 해서 아들도 열심히 치료 중이다

재채기가 심했는데 치료 1달 했는데 80% 이상 좋아졌다. 주위에 많이 알리고 싶다.

부록

快鼻膏가 各種 鼻疾患에 미치는 效能에 대한 臨床 報告

쾌비고 효능에 관한 논문(발췌)

• 라경찬 - 라경찬한의원 원장

• 이원철 - 동국대학교 부속 한방병원 병원장

• 김현아 - 동국대학교 한의과대학 교수

• 김종태 - 대구대학교 전산통계학과 교수

1. 관찰 대상(논문 3p에서)

각종 비질환으로 대구 라경찬한의원과 경주 동국대학교 부속 한방병원 안이비인후과에 1993년 12월부터 1995년 6월까지 외래로 내원하여 쾌비고로 치료한 환자 6,432명 중 치료를 중단하거나 치료 결과를 추적 조사할 수 없었던 2,347명을 제외한 나머지 4,085명을 대상으로 일주일에 1회 치료하는 것을 1료정(一療程)으로 하여 쾌비고가 비질환 치료에 어느 정도의 효과를 나타내는지와 각종 비질환의 특성에 대하여 다음과 같이 분석하였다.

2. 시술 방법(논문 3~4p에서)

환자를 앉혀서 고개를 뒤로 약간 젖힌 상태로 하여 인당혈을 알코올로 소독한 다음 쾌비고를 그곳에 붙여 고정한다. 그 다음 하루 정도 지나 쾌비고를 붙인 자리에서 작은 발진이나 수포가 발생한 징후가 보이면 쾌비고를 제거하고 요오드 용액으로 소독을 하여 주면 된다. 1차 치료로 치유되지 않으면 정확히 1주일 후에 같은 장소에 같은 방법으로 반복한다.

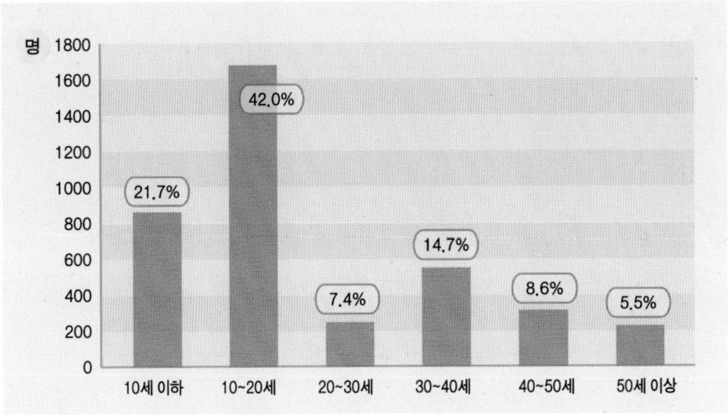

연령에 따른 환자의 분포(논문 7p에서)

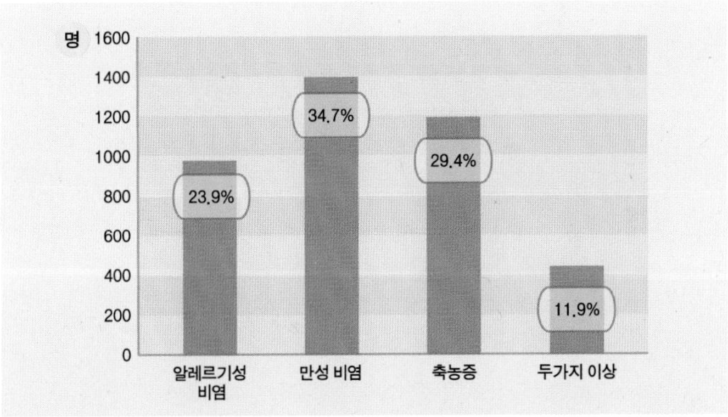

병명에 대한 환자의 분포(논문 7p에서)

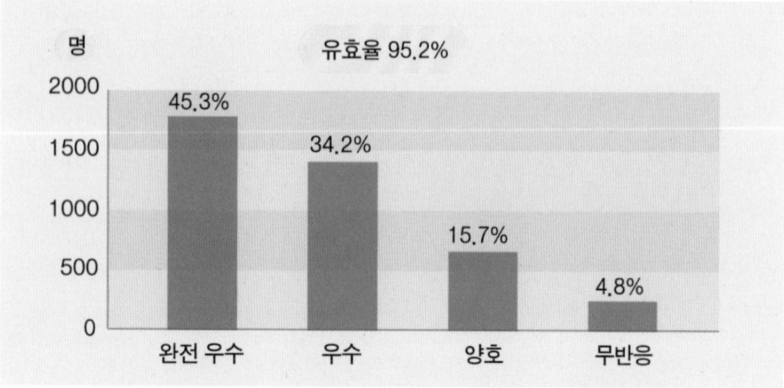

각종 비질환 환자 전체에 대한 쾌비고의 치료 효과(논문 11p에서)

각종 비질환 환자 전체에 대한 쾌비고의 치료 효과는 완전 우수 1,828명(45.3%), 우수 1,378명(34.2%), 양호 635명(15.7%)으로 유효율은 95.24%이며, 무반응이 192명(4.8%)으로 나타나 전체 유효율은 95.2%인 것으로 나타났다.

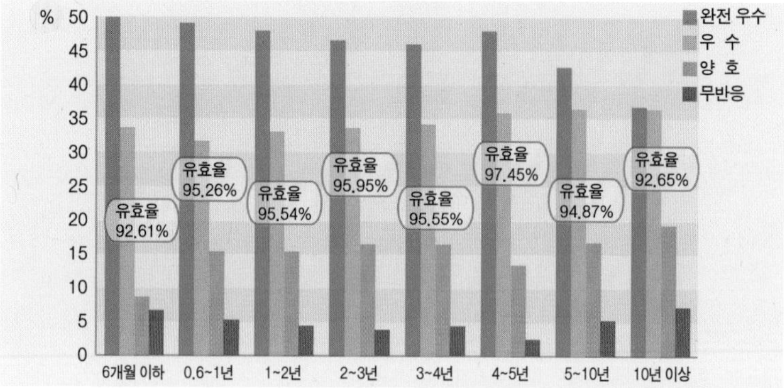

병력에 대한 쾌비고의 각종 비질환 치료 효과(논문 17p에서)

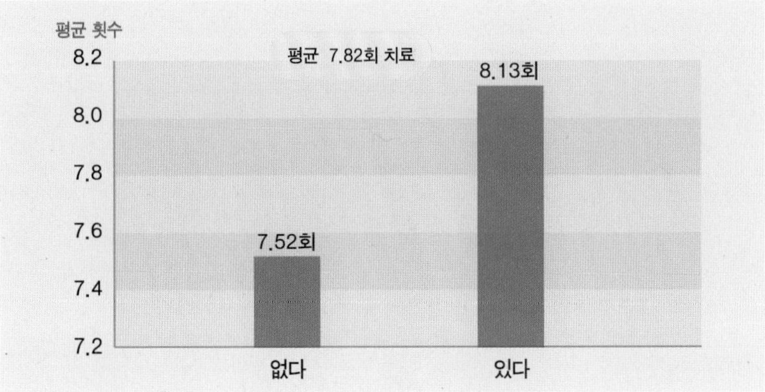

(비질환) 수술 여부에 대한 쾌비고 평균 시술 회수(논문 32p에서)

각종 비질환 수술을 받은 적이 없는 환자의 경우 4회 치료에서 치료를 마친 환자가 11.71%로 가장 많았으며 평균 치료 회수는 7.52회인 것으로 나타났고, 각종 비질환 수술을 받은 경험이 있는 환자인 경우에는 7회 치료에서 치료를 마친 환자가 16.13%로 가장 많았으며 평균 치료 회수는 8.13회인 것으로 나타났다. (따라서) 쾌비고의 치료 시술 회수는 수술을 받은 경험이 없는 환자가 더 짧은 것으로 나타났다.

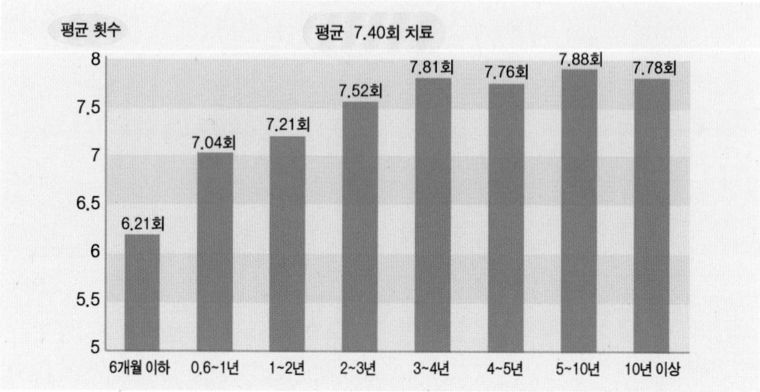

병력의 차이에 대한 쾌비고 평균 시술 회수(논문 32p에서)

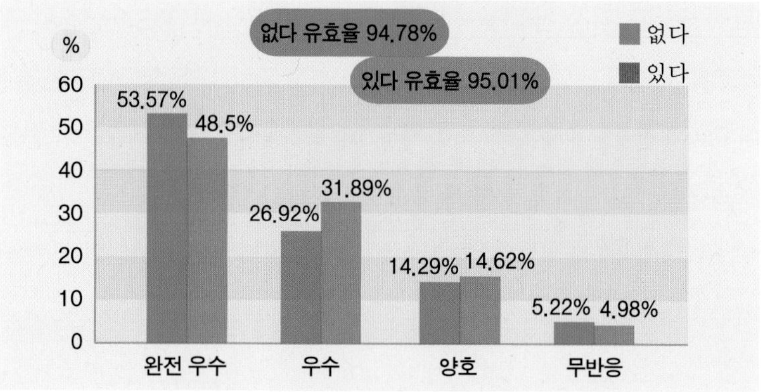

비폐색 유무에 대한 환자의 쾌비고 치료 효과(논문 47p에서)

3. 결론(논문 53p에서)

각종 비질환으로 대구 라경찬한의원과 경주 동국대학교 부속 한방병원 안이비인후과에서 1993년 12월부터 1995년 6월까지 약 19개월간 외래로 내원하여 쾌비고로 치료한 환자 6,432명 중에 치료를 중단하였거나 치료 결과를 추적 조사할 수가 없었던 2,347명을 제외한 나머지 4,085명에 대하여 임상적 치료 효과를 분석한 결과 다음과 같은 결론을 얻었다.

1. 성별 분석에서는 남자가 3,835명(63.4%), 여자가 1,402명(36.6%)으로 나타나 남자가 여자보다 많았다.

2. 연령 분석에서는 10세 미만이 837명(21.8%), 10세~20세가 1,637명(42.6%), 20세~30세가 283명(7.4%), 30세~40세가 557명(14.5%), 40세~50세가 329명(8.4%), 50세 이상이 209명(5.4%)으로 나타나, 10세~20세의 환자가 가장 많은 것으로 나타났고, 50세 이상의 환자가 가장 적게 나타나, 연령이 높을수록 비질환으로 내원하는 환자의 수가 적었다.

3. 병명에 따른 환자의 분석에서는 알레르기성 비염이 23.8%, 만성 비염이 34.00%, 만성 부비동염(축농증)이 29.20%, 두 가지 이상인 경우가 12.30%로 나타나 만성 비염, 축농증, 알레르기성 비염 등의 순이었다.

4. 합병증에 대한 분석에서는 합병증을 가진 경우가 31.5%, 가지지 않은 경우가 68.5%로 나타나 합병증을 가지지 않은 경우가 더 많았다.

5. 각종 비질환의 수술 여부에 대한 분석에서는 수술 경험이 있는 경우가 5.9%, 없는 경우가 94.1%로 수술 경험이 없는 경우가 대부분이었다.

6. 병력 기간에 대한 분석에서는 6개월 이하(급성)인 경우가 4.2%로 나타났고, 나머지 95.8%가 6개월 이상에서 10년 이상에 해당하는 만성으로 나타났다.

7. 발생 계절의 분석에서는 통년성인 경우가 80.3%, 계절성인 경우가 8.5%, 환절기성인 경우가 3.50% 등으로 나타나 거의 대부분이 계절과 관계없이 사계절 모두 이환(羅患)되어 있었다.

8. 치료 중, 감모(感冒)의 이환유무(羅患有無)에 대한 분석에서는 무이환이 50.60%, 경도의 이환이 35.20%, 중도의 이환이 14.20%로 나타났다.

9. 환자 전체에 대한 치료 효과의 분석에서는 완전 우수 45.33%, 우수

34.17%, 양호 15.1%, 무반응 4.76%로 나타나 유효율이 95%로 나타났다.

10. 각 병명 분류에 따른 치료 효과의 분석에서는 그 유효율이 알레르기성 비염 94.92%, 만성 비염 95.08%, 축농증 94.36%로 나타났고, 특히 알레르기성 비염에서는 주증상이 전부 소실된 경우(완전 우수)가 50.41%로 나타나 그 적용도가 아주 높았다.

11. 치료 효과가 처음으로 나타나기 시작한 회수에 대한 분석에서는 1회에서 51.06%, 2회에서 26.28% 등으로 나타나, 50% 이상에서 1회 치료로 효과가 나타나기 시작하였다.

12. 치료 효과가 처음으로 나타나기 시작한 회수를 병명별로 분석한 결과 평균 치료 회수가 알레르기성 비염은 1.76회, 만성 비염은 1.78회, 축농증 1.83회 등으로 나타나 알레르기성 비염이 비교적 치료 효과가 빨리 나타났다.

13. 쾌비고 시술 회수에 대한 전체 분석에서는 평균 7.56회 치료가 나타났다. 그 중 알레르기성 비염은 7.24회로 나타나 다른 질환보다 치료 회수가 낮게 나타났다.

이상의 결과로 각종 비질환에 대한 쾌비고의 치료 효과는 유의성이 있다고 보아지며, 특히 알레르기성 비염에서는 치료 반응이 더 신속하고 완전하게 나타났으므로 임상에서 활용이 기대된다.

비염 치료의 혁명

지은이_ 라경찬
펴낸이_ 조현석
펴낸곳_ 북인
디자인_ 홍숙(aqaq325@naver.com)

1판 1쇄_ 2014년 06월 20일
1판 2쇄_ 2016년 02월 28일
1판 3쇄_ 2017년 05월 05일
출판등록번호_ 313-2004-000111
주소_ 121-842 서울 마포구 서교동 467-4 301호
전화_ 02-323-7767
팩스_ 02-323-7845

ISBN 978-89-97150-56-4 03510

책값은 뒤표지에 있습니다.
저자와 협의 아래 인지를 생략합니다.